AF395888

DE L'HABITUDE,

DE SON INFLUENCE

SUR

LE PHYSIQUE ET LE MORAL DE L'HOMME.

IMPRIMERIE DE TH. LÉPAGNEZ, A LA CROIX-ROUSSE (LYON).

DE L'HABITUDE,

DE SON INFLUENCE

SUR

LE PHYSIQUE ET LE MORAL DE L'HOMME,

ET DES DANGERS

QUI RÉSULTENT DE SA BRUSQUE INTERRUPTION;

PAR

LE DR MARTIN JEUNE,

MEMBRE DE LA LÉGION-D'HONNEUR,

Docteur en médecine de la Faculté de Montpellier, ancien Chirurgien en chef de l'hospice de la Charité, ex-professeur d'accouchements, de maladies des femmes et des enfants, et Président honoraire de la Société de Médecine de Lyon, membre de l'Académie royale des sciences, belles-lettres et arts de la même ville, médecin consultant et Administrateur du Dispensaire, ex-membre du Jury médical du département du Rhône, Associé correspondant de l'Académie royale de médecine de Paris, de l'Académie Joséphine impériale de Vienne en Autriche, des Académies de Dijon et de Grenoble, de la Société scientifique et littéraire du Hainaut, des sciences naturelles de Bruxelles et de Bruges, des Sociétés d'agriculture, sciences et arts de Châlon-sur-Marne, du Puy en Velai, de Bourg en Bresse, des Sociétés de médecine de Paris, Montpellier, Bordeaux, Marseille, Toulouse, Berlin, Gand, Mexico, la Nouvelle-Orléans, membre honoraire de la Société médicale d'Emulation de Lyon.

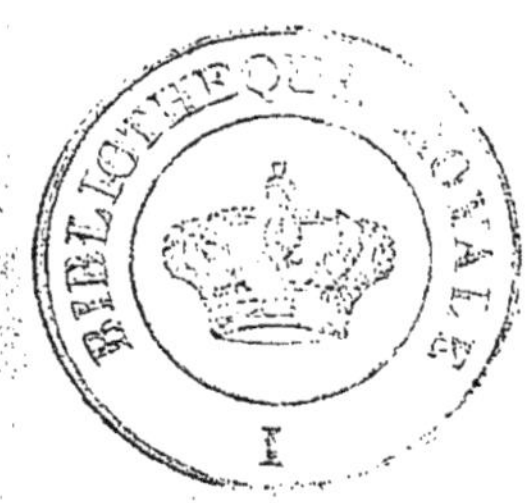

Consuetudo plurimum potest repentina ab ea digressio non parum obloedit corpora.

GALLIEN, Com. 2, in. lib. de rat. et vict. in morbis acutis, cap. 33 et 34.

PARIS.

J.-B. BAILLIÈRE, LIBRAIRE, RUE DE L'ÉCOLE-DE-MÉDECINE, 13.

LONDRES, MÊME MAISON, STREET-REGENT.

LYON,

CH. SAVY, LIBRAIRE, QUAI DES CÉLESTINS.

1843.

A MES EXCELLENTS CONFRERES

LES DOCTEURS

VIRICEL ET MERMET.

Nous commençâmes ensemble l'étude de l'art de guérir, à une époque déjà bien loin de nous, et les mêmes principes nous ont constamment dirigés dans le cours de notre longue pratique; nous les avions puisés dans cette célèbre école de Montpellier, qui à travers tant de siècles, a conservé intactes les sublimes doctrines du vieillard de Cos. Toujours fidèles à ces doctrines, nous avons vu surgir et retomber dans l'oubli tous les systèmes qu'on a tenté de leur substituer dans ce siècle et dans le précédent; ils sont venus tour-à-tour se briser sur les inébranlables fondements de l'édifice majestueux élevé à la science médicale par un des plus grands génies des temps anciens : c'est ainsi que la lumière de la vérité dissipant en peu de temps les prestiges de l'imagination , fait justice des erreurs et des sophismes que la mode accrédite un moment et laisse mourir le lendemain au gré de ses caprices. Aujourd'hui plus que jamais, c'est à l'observation raisonnée qu'il appartient d'éclairer et de diriger les études médicales. J'ai consigné dans ce mémoire sur l'habitude, les faits que j'ai recueillis et médités sur un sujet qui je crois n'a été qu'effleuré au point de vue de l'art de guérir. Ma sincère amitié se plaît à vous en faire hommage, dans l'espérance qu'il sera reçu par le même sentiment qui me porte à vous l'offrir.

Puisse cette Dédicace, en témoignant de la confraternité qui nous a toujours unis, apprendre par notre exemple, à nos jeunes successeurs, qu'on peut être émules sans jalousie, et réussir dans l'exercice de notre noble profession sans emprunter aucun de ces secours que la délicatesse condamne, lors même que la conscience ne les réprouve pas.

AVANT-PROPOS.

Lorsque je commençai ce Mémoire, mon unique intention était de rechercher la cause d'un fait que j'avais observé plusieurs fois dans le cours de ma longue pratique ; savoir, la mort prompte et inopinée des hommes qui passaient immédiatement d'une vie laborieuse au repos d'une vie oisive ou inoccupée. Je voulais, après avoir interrogé la physiologie et la psychologie sur cette cause mystérieuse, mettre à profit les lumières que me fourniraient ces deux branches principales des connaissances humaines, pour indiquer les moyens rationnels d'éviter les dangers de ce passage et de prolonger dans les termes de la vie naturelle des existences pour lesquelles le repos n'était que la juste récompense de longs services rendus à la société.

Dès que mes recherches et mes réflexions m'eurent convaincu que la seule cause appréciable de ce phénomène existait dans l'interruption subite des habitudes qui par leur longue durée avaient asservi tous les actes de la vie animale et de la vie intellectuelle, je me sentis entraîné à examiner méthodiquement le mécanisme de la formation des habitudes et de leur empire sur tous les appareils des fonctions de la vie dont l'étude des principaux actes dut d'abord fixer mon attention. C'est ainsi que de considérations en considérations et de recherches en recherches ce travail s'est étendu sous ma plume et a dépassé de beaucoup les bornes que je lui avais assignées. J'en avais lu les premières esquisses à notre Académie de Lyon; quelques-uns de mes collègues en avaient entendu la lecture avec intérêt et m'engagèrent à les publier. Leur suffrage bienveillant ne m'aveuglait pas sur l'imperfection de mes essais, mais il m'a encouragé à redoubler d'efforts dans mes recherches et de recueillement dans mes méditations. Je me décide aujourd'hui à en livrer le résultat au jugement du public, non comme un traité complet de l'influence de l'habitude sur tous les phénomènes de la vie humaine, mais à titre de considérations générales sur le rôle que joue principalement l'habitude dans la production d'un grand nombre de maladies.

Je ne sais quel accueil sera fait à ce travail entrepris et achevé dans l'intention de consacrer au service de l'humanité les dernières occupations d'une vie qui lui a été dévouée toute entière.

DE L'HABITUDE,

DE SON INFLUENCE

SUR

LE PHYSIQUE ET LE MORAL DE L'HOMME,

ET

DES DANGERS QUI RÉSULTENT DE SA BRUSQUE INTERRUPTION.

INTRODUCTION.

Un grand nombre d'observations recueillies dans ma pratique médicale paraissent établir que le passage subit de la vie active à la vie de repos entraîne presque toujours de graves altérations dans la santé et abrège le plus souvent la durée de l'existence. Ces observations n'ont peut-être pas assez fixé l'attention des médecins, et en y réfléchissant, j'ai pensé que ces désordres pouvaient tenir à l'interruption brusque des habitudes de la vie dont l'influence est si puissante sur le physique et sur le moral de l'homme.

Dans la vue d'éclairer les doutes qui pourraient s'élever à cet égard, et après avoir examiné en grand le mécanisme de la vie et étudié avec plus de détails la for-

1*

mation des habitudes et leur influence sur l'économie animale, je me propose de faire connaître les précautions rationnelles ou les moyens hygiéniques propres à prévenir les effets funestes d'un changement subit dans les habitudes de l'existence, et d'indiquer le traitement qu'on doit opposer aux graves accidents qui en sont le résultat.

CHAPITRE PREMIER.

CONSIDÉRATIONS GÉNÉRALES SUR LA VIE.

Bichat a donné, à mon avis, une définition imparfaite de la vie lorsqu'il a dit qu'elle était l'ensemble des fonctions qui résistent à la mort. Cette définition n'exprime en effet qu'une vérité triviale, et semble esquiver à dessein l'explication ou la connaissance de l'essence et du principe de la vie. On peut en dire autant de la définition de Richerand : « La vie est un ensemble de phénomènes qui se succèdent pendant un temps limité dans les corps organisés. » Suivant Cuvier la vie consiste : « dans la faculté qu'ont certaines combinaisons corpo-« relles de durer pendant un temps et sous une forme « déterminée en attirant sans cesse dans leur composi-« tion une partie des substances environnantes et en ren_ « dant aux éléments des portions de leur propre subs-« tance. » Cette dernière définition paraît plus satisfaisante, mais à mon avis toute définition de ce genre péchera en sens divers. Le principe de la vie est le secret du Créateur ; il n'est permis à notre intelligence que d'en observer les phénomènes et d'en étudier le mécanisme, sans avoir la prétention d'en connaître le ressort. Tout ce qu'on appelle *forces vitales* n'étant que les effets d'une cause inaccessible à notre intellect, c'est donc sur ces forces communiquées ou secondaires appréciables par l'observation et le raisonnement que doit se porter l'attention.

Deux facultés connues sous le nom de *sensibilité* et de *contractilité* président évidemment à la production des phénomènes qu'on observe dans les substances organisées et vivantes. L'école d'Épicure expliquait ces facultés par ce qu'elle appelait *éléments de la vie*, propriétés inhérentes à l'agrégation moléculaire de la matière. L'école de Platon au contraire soutenait qu'elles étaient communiquées à la matière dans ses formes plastiques par l'élément immatériel qui anime tous les êtres créés; de là deux systèmes le *matérialisme* et l'*animisme*.

Hippocrate appela ce principe ενορμοι ou *impetum faciens*; après lui d'autres anciens le désignèrent sous le nom de *vis abdita, âme sensitive, âme conservatrice*. Les modernes, en lui conservant le même sens, l'ont appelé *archée, mouvement tonique, contractilité, mobilité, irritabilité*. Il est à remarquer que saint Paul dans son épitre aux Romains a mis une différence entre l'âme immatérielle et l'ame sensitive, lorsqu'il disait : *video aliam legem in membris meis repugnantem legi mentis meæ*. L'illustre Bacon semble être de la même opinion, car il admettait aussi deux âmes distinctes dans l'homme, l'une raisonnable et intelligente procédant du souffle divin, l'autre irrationnelle et automatique résultant de la matrice des éléments; c'est, selon lui, ce dualisme de l'ame qui distingue l'homme des animaux.

4

Sur la fin du siècle dernier Barthez crut pouvoir trancher la difficulté en admettant, sous le nom de *principe vital*, un agent spécial qui dirige tous les actes réguliers et irréguliers pendant la durée de l'existence de la matière organisée. Quoique la plupart des physiologistes modernes se soient rangés sous les bannières de ce système qui a reçu le nom de *vitalisme*, il est facile de voir que la difficulté est plutôt éludée que résolue (1).

Mais sans m'arrêter plus longtemps sur cette obscure question qui n'aura probablement jamais de solution satisfaisante, il me suffit pour rendre raison des phénomènes de la vie animale de la considérer avec Bichat et la plupart des physiologistes modernes sous deux formes particulières et distinctes dans leur but comme dans leurs actes, savoir : la vie de *nutrition* et la vie de *relation*, parce que chacune d'elles a un appareil d'organes spéciaux dans leurs fonctions comme dans les produits qui en émanent. On pourrait dire à toute force que la vie de nutrition (2) est instinctive et indépendante de la volonté, tandis que la vie de relation dont les fonctions consistent à mettre l'individu en rapport avec toùs les objets qui l'entourent, est dirigée par l'intelligence dans ses actes et n'est séparée que par un point presque imperceptible de ces hautes facultés intellectuelles, privilège du génie qui en étend la portée jusqu'à la source de toutes les vérités. C'est cette vie qui, suivant l'heureuse expression de Bichat, marie son existence avec celle de tous les autres êtres pour s'en servir ou les repousser, suivant qu'ils lui sont utiles ou nuisibles. Mais ces deux vies qui se prêtent un mutuel secours pour la conservation de l'individu et de l'espèce, et qui paraissent distinctes par la différence des phénomènes qu'elles présentent, s'enchaînent et se confondent si intimement que l'une ne peut se passer de l'autre, et que l'économie vivante n'est réellement établie et constituée que par le concours, l'harmonie, la simultanéité qui appartiennent à l'une et à l'autre; aussi ne doit-on les considérer dans leur division que sous le point de vue de la méthode scholastique.

De ces considérations générales et très-abrégées sur l'ensemble des phénomènes de la vie, je passe immédiatement à l'objet spécial de ce mémoire, l'étude de l'habitude dont la puissante action sur ces phénomènes est telle qu'elle peut non seulement les modifier, les altérer, mais encore les changer au physique comme au moral. Pour démontrer la vérité de cette assertion dont je donnerai la preuve dans le cours de ce travail, je me borne dans ce moment à cette citation latine qui a acquis l'autorité d'un axiome: *Vetus consuetudo naturæ vim obtinet, vel consuetudine quasi natura efficitur.*

CHAPITRE II.

DE L'HABITUDE EN GÉNÉRAL.

Les grammairiens définissent l'habitude : « Une disposition du corps ou de l'âme acquise par des actes réitérés, ou, en d'autres termes, par la coutume » (*consuetudo*) (3).

De cette définition il résulte que l'habitude naît d'un

**

acte quelconque qui impressionne la sensibilité physique ou morale et se répète graduellement d'une manière inaperçue mais soutenue. Une fois formée elle modifie les lois primordiales de la nature, les maîtrise ensuite et les asservit à ses caprices (4).

C'est cette observation qui a fait regarder par quelques méthaphysiciens l'habitude comme la vie elle-même. Pascal, ce profond penseur, n'a pas craint d'avancer qu'on doit considérer la vie comme une première habitude, au lieu de désigner l'habitude comme une seconde nature. Locke semble partager cette opinion en appelant habitude une disposition ou aptitude à faire une chose qui constitue l'idée ; en sorte que notre esprit prend souvent l'idée d'un jugement qu'il forme lui-même, pour l'idée d'une sensation dont il est naturellement frappé et que sans s'en apercevoir il ne se sert que de celle-ci pour exciter l'autre.

Condillac dont la logique si profonde et si persuasive a eu et a encore tant de partisans enthousiastes, semble partager l'opinion de Pascal, comme le prouve le passage suivant tiré de son *Traité des sensations*, et que j'ai cru devoir consigner ici :

« Au premier instant de l'existence, l'homme, comme
les animaux, ne peut former le dessein de se mouvoir ;
« il ne sait pas seulement qu'il a un corps, il ne le voit
« pas, il ne l'a pas encore touché ; cependant les objets
« font des sensations sur lui ; il éprouve des sentiments
« agréables ou désagréables. De là naissent ses premiers
« mouvements, mais ce sont des mouvements incertains,
« ils se font en lui sans lui, il ne peut pas encore les

« régler; intéressé par le plaisir et par la peine, il compare
« ces deux états différents, il observe comment il passe
« de l'un à l'autre, il découvre son corps et les princi-
« paux organes qui le composent; alors son âme apprend
« à rapporter à son corps les impressions qu'elle reçoit ;
« elles sont en lui ses plaisirs, ses peines, ses besoins,
« et cette manière de sentir suffit pour établir entre l'un
« et l'autre le commerce le plus intime. En effet dès que
« l'âme ne sent que dans son corps, c'est pour lui comme
« pour elle qu'elle se fait une habitude de certaines opé-
« rations, et c'est pour elle comme pour lui qu'elle se fait
« une habitude de certains mouvements. D'abord le
« corps se meut avec difficulté, il tâtonne, il chancelle ;
« l'âme trouve les mêmes obstacles à réfléchir, elle
« hésite, elle doute; une seconde fois les mêmes besoins
« déterminent les mêmes opérations, et elles se font de
« la part des deux substances avec moins d'incertitude
« et de lenteur. Enfin les besoins se renouvellent et les
« opérations se répètent si souvent qu'il ne reste plus de
« tâtonnements dans le corps et d'incertitude dans l'âme ;
« les habitudes de se mouvoir et de juger sont contractées.
« C'est ainsi que les besoins produisent d'un côté une
« suite d'idées, et de l'autre une suite de mouvements
« correspondants. » L'homme et les animaux doivent
donc à l'expérience les habitudes qu'on croit leur être
naturelles; Condillac fortifie cette démonstration par
des faits, d'où il conclut « que la réflexion veille à la
« naissance des habitudes et de leurs progrès; mais à
« mesure qu'elles se forment elle les abandonne à elle-
« même, et c'est alors que l'homme et les animaux

« touchent, voient, marchent sans avoir besoin de ré-
« fléchir sur ce qu'ils font. Par là toutes les actions
« d'habitude sont soustraites à la réflexion, il ne reste
« d'exercice à celle-ci que sur d'autres occasions qui se
« déroberont encore à elle si elles tournent en habitudes,
« et comme les habitudes empiètent sur la réflexion, la
« réflexion cède aux habitudes. »

Cette théorie, que Condillac applique à l'homme comme aux animaux, explique, suivant lui, comment ils apprennent à se servir de leurs organes, à fuir ce qui leur est contraire, à rechercher ce qui leur est utile, à veiller, en un mot, à leur conservation, d'où l'on doit conclure que l'expérience, à dater des premiers moments de l'existence, forme les habitudes, et que celles-ci conduisent et règlent la vie.

Le baron d'Holbac dans son *Traité de la Morale universelle*, après avoir dit que l'habitude en général est une disposition donnée à nos organes par la fréquence des mêmes mouvements, fréquence qui apprend à marcher, à parler, à régler la parole, ajoute que nos idées en morale ne sont que des effets de l'habitude, et appuie cette opinion de ce passage de Hobbes : « Le caractère naît du tempérament, de l'expérience, de la prospérité et de l'adversité, des réflexions, des discours et de l'exemple ; ôtez ces circonstances, changez toutes ces choses, et le caractère changera ; les mœurs sont formées dès que l'habitude a passé dans le caractère. »

L'opinion du baron d'Holbac et de Hobbes a été plus d'une fois réfutée et méritait de l'être, car en l'admettant on courrait risque d'être conduit de conséquence en conséquence au pur matérialisme.

On peut en dire autant du système phrénologique de
Gall qui admet trois classes principales d'habitudes qu'il
appelle *actives* ou physiques dans la physionomie, *passives* ou morbifiques dans la pathognomonie, et *automatiques* ou mimiques dans la pantomime. D'après
lui, la cause de ces habitudes est dans l'activité prédominante de certains organes; il explique ainsi la plupart
des mouvements qu'elles produisent sans préméditation
et comme à l'insu de la volonté, quoiqu'ils n'en soient
pas absolument indépendants. Comme ces mouvements
dérivent du cerveau, il croit pouvoir s'en servir pour indiquer le siége des organes d'où ils émanent, ce qui,
d'après lui, peut jeter un nouveau jour sur sa doctrine
et lui donner un nouvel appui (5).

Sthal, Junker son commentateur, et en général tous
les animistes, attribuant à l'action de l'âme la formation
et l'organisation du corps, admettent que les fonctions
qui constituent la vie, une fois établies, se naturalisent
et s'entretiennent dans l'économie par l'effet de l'habitude,
de telle sorte qu'elles s'exécutent ensuite sans le concours
de la volonté, nos idées n'y coopérant plus, quoiqu'elles
aient été primitivement sous l'empire du libre arbitre.
Ainsi la circulation, la respiration, la digestion, les sécrétions et excrétions, enfin toutes les fonctions vitales,
une fois mises en jeu, s'opèrent sans le concours de la
volonté et sans que nous y pensions même, par la seule
force de l'habitude (6).

Quoique appuyée sur l'autorité de ces hommes de
génie et acceptée par quelques physiologistes et plusieurs
métaphysiciens, cette opinion ne paraît pas pouvoir sup-

porter l'épreuve d'un examen logique. La vie animale, dans son essence, au moment même où elle se constitue, n'étant qu'un ensemble de phénomènes ou plutôt de fonctions qui se développent dans un ordre régulier et successif approprié à la conservation de l'être, ne saurait être le résultat des habitudes créées par la répétition de ces mêmes actes ; car en tout état de cause l'acte primitif de la vie a nécessairement précédé l'habitude qui ne peut alors être qu'un effet et non une cause. Ici se présente une réflexion que je ne peux passer sous silence : les animistes n'ont pris en aucune considération un des éléments, ou pour mieux dire un des premiers effets de la vie organisée, je veux parler de l'instinct. S'ils eussent indiqué les habitudes instinctives comme les résultats nécessaires de la loi de conservation des individus et des espèces, ils auraient pu dire qu'elles étaient tellement liées à la vie proprement dite, qu'il était impossible de ne pas les confondre avec elle. Mais est-ce bien par le mot habitude que l'on peut exprimer l'idée de ces lois instinctives et primordiales ? Non, car autant vaudrait-il avancer que les mouvements d'une montre, créés par le ressort qui les met en jeu, sont la même chose que le ressort. Ainsi, lorsque le fœtus vivant est encore dans le sein de sa mère, peut-on raisonnablement supposer que ses mouvements tiennent à la conscience du pouvoir et à la volonté de s'agiter dans la prison qui le renferme ? Peut-on dire, lorsqu'il vient de naître, que c'est par habitude qu'il respire, qu'il cherche le sein de sa mère et met en jeu les muscles qui opèrent la succion ? Peut-on dire aussi que c'est par habitude que son estomac qui n'a jamais digéré, convertit en chîme le lait qui doit servir à sa nutrition et à son accroissement? Est-ce enfin par habitude que toutes les fonctions qui constituent la vie se développent en même temps dans les animaux? Est-ce l'habitude qui apprend à l'agneau à peine sorti du ventre de sa mère, à rechercher ses mamelles et à en sucer le lait? car il ignore à la fois et l'existence des mamelles et celle des sucs qu'elles renferment : *Ignoti nulla cupido* (7).

Ainsi c'est une des lois les plus évidentes et les plus intimes de la création des êtres vivants, que c'est l'instinct qui crée et pousse devant lui les habitudes naturelles qu'il faut bien se garder de confondre avec les habitudes accidentelles de l'ordre social.

Prétendre donc qu'immédiatement après la naissance, l'habitude vient prendre la place de la vie ou plutôt est la vie elle-même, c'est, à mon avis, un paradoxe insoutenable.

Je pourrais multiplier à l'infini les faits contraditoires à l'opinion qui veut que l'habitude soit la vie elle-même, en les choisissant non seulement dans le règne animal mais encore dans le règne végétal qui a sa vie particulière; ainsi serait-il raisonnable de dire que c'est par habitude que les végétaux cherchent la lumière pour croître et s'élever?

CHAPITRE III.

INFLUENCE DE L'HABITUDE SUR LA VIE DE RELATION ET SUR LA VIE ORGANIQUE.

Un des plus grands physiologistes du siècle dernier, après avoir réuni plusieurs preuves de la puissance de l'habitude sur les progrès et le perfectionnement de l'intellect, a soutenu que cette influence n'existait que pour la vie de relation et ne pouvait agir sur la vie organique (8), attendu que l'habitude ne modifiait jamais la circulation, la respiration, l'exhalation, l'absorption et les sécrétions.

Si cet homme de génie, pour lequel je professe l'admiration la plus respectueuse, s'était borné à dire que l'habitude ne changeait jamais le mode mécanique de ces fonctions, je n'hésiterais pas à partager son opinion ; mais comme il est prouvé par des exemples nombreux que l'habitude peut parvenir à suspendre momentanément le cours de certaines fonctions organiques et à en modifier conséquemment l'exercice, je ne peux me refuser à croire à cette influence sur tous les organes de l'économie animale sans distinction de la vie de nutrition et de relation. A ce sujet l'observation citée par Cheine (*Theoria medica vera*) du colonel anglais Thonnfend, qui était parvenu par l'habitude à suspendre à volonté les mouvements du cœur et à tomber en syncope, revient à ma mémoire, à la vérité, comme le seul fait de ce genre qui me soit connu. Quant aux organes de la respiration, autre fonction vitale non moins importante, l'exemple des plongeurs et plus spécialement de ceux qui sont employés à la pêche des huîtres perlières, prouve que cette fonction peut être suspendue par l'habitude pendant un laps de temps qui, dans l'ordre naturel, serait plus que suffisant pour produire l'asphyxie (9).

Un fait tiré du règne végétal qu'on peut encore opposer à l'illustre Bichat qui n'admet l'influence de l'habitude que dans la vie de relation, est celui tiré de la sensitive (*mimosa pudica*), de Linné, qui ferme chaque nuit son feuillage et l'ouvre le jour; tenue dans un souterrain obscur pendant le jour et éclairé pendant la nuit, elle a continué d'abord à veiller de jour malgré l'obscurité et à dormir de nuit malgré la lumière; mais après quelque temps elle s'est accoutumée à veiller de nuit et à dormir de jour (7). (Virey, *Dict. des sc. méd.*)

A ce fait on peut joindre ceux tirés de la culture et de la naturalisation des végétaux, qui modifient non seulement leurs habitudes de floraison et de fructification, mais qui à la longue altèrent plus ou moins profondément leur organisation, donnent des fruits plus abondants ou plus savoureux, des fleurs doubles, un feuillage panaché, rendent des individus nains, d'autres géants. (Virey, *id.*)

Je vais passer successivement en revue les effets de l'habitude sur la plupart des organes de la vie de nutrition et de la vie de relation.

Les rapports de la vie extérieure avec les différents appareils de la vie organique ne peuvent être niés. Il y a un grand nombre d'exemples qui prouvent que les habitudes de la vie de relation s'étendent à la vie organique et en modifie sinon le mécanisme propre, du moins les mouvements réguliers et alternatifs. C'est ainsi que lorsqu'une émotion violente de l'âme produit une contraction anormale dans le centre phrénique, l'habitude nerveuse se forme souvent et reproduit le même phénomène à des intervalles réguliers ou irréguliers sans que la cause primitive agisse dans l'instant de leur réapparition. Tissot parle d'un paysan qui ayant rêvé qu'un serpent s'était entortillé autour de son bras fit un grand mouvement et depuis eut chaque jour des convulsions à ce bras (*Maladies nerveuses*).

La disposition naturelle de l'homme à l'imitation et celle de ses organes à la périodicité sont évidemment les deux causes qui le rendent apte à contracter des habitudes, et c'est avec autant de raison que de vérité que Cabanis dans son savant ouvrage des rapports du physique et du moral de l'homme, s'exprime ainsi :

« La nature animale est singulièrement disposée à « l'imitation. Tous les êtres sensibles imitent les mouve-« ments sur lesquels leur observation a pu se fixer; ils s'i-« mitent surtout eux-mêmes, c'est-à-dire qu'ils ont un « penchant remarquable à répéter les actes qu'ils ont exé-« cutés, et ils les répètent d'autant mieux qu'ils les ont « répétés plus souvent, enfin ils les répètent aux mêmes « heures et dans le même ordre de succession, par la sim-« ple habitude qui a coordonné dans leur souvenir ces « mêmes actes ; aussi les fonctions dont la conservation « de la vie dépend essentiellement, commencent et finis-« sent toutes à des époques et à des intervalles de temps « déterminés ; et si les périodes de temps ne sont pas les

« mêmes pour tous les individus, l'exactitude des re-
« tours toujours uniformes dans chaque cas particulier
« aux rapports établis entre le premier et le second acte
« qui constitue la fonction, entre le second et chacun des
« suivants, n'en démontre qu'avec plus d'évidence la
« généralité de la loi. Ainsi, quoique la faim, le besoin
« du sommeil, celui de différentes évacuations ne revien-
« nent pas pour tous les individus aux mêmes heures, il
« est constant que dans un genre de vie fixe et régu-
« lier chacun d'eux les éprouve périodiquement. »

Je crois en effet que les deux causes occasionnelles de
l'habitude signalées par ce grand observateur, ne sau-
raient être contestées lorsqu'on étudie avec soin la formation des habitudes. Les impressions que l'homme
éprouve de la part des objets avec lesquels il se trouve
en rapport, agissent sur sa nature d'une manière agréa-
ble ou désagréable ; sa sensibilité distingue et admet
facilement celles qui lui conviennent, et semble repousser celles qui lui sont contraires. Sa disposition naturelle à l'imitation le porte évidemment à rechercher le
renouvellement des impressions une fois éprouvées et la
succession plusieurs fois répétée de l'acte qui, en les pro-
duisant, développe et forme l'habitude. Plus l'impression
première est imperceptible et douce, plus elle favorise
son accroissement ; aussi observe-t-on qu'à son origine
les actes qui commencent l'habitude sont à peine sensibles, restent inaperçus, souvent même ignorés jusqu'au
moment où elle se montre dans toute sa force et prend
sur la vie un empire absolu (11).

Il est cependant quelques exceptions à cette loi générale puisqu'on voit des impressions fortes, douloureuses même au physique, repoussantes et antipathiques au moral, donner naissance à l'habitude. Il semble alors que ce n'est qu'à regret et comme par force que la nature permet son établissement ; mais c'est toujours comme dans le premier cas, par la répétition successive et soutenue, que l'habitude se forme ; c'est ainsi qu'au physique on voit des organes s'accoutumer au contact d'un corps étranger introduit dans leur tissu, qui dans les premiers instants, a violemment excité leur sensibilité, comme, par exemple, la présence d'une sonde dans le canal de l'urèthre d'abord très-douloureuse, supportée dans les premiers jours avec difficulté, et finissant après un certain laps de temps par ne causer aucune douleur. L'effet est le même dans l'introduction à demeure, dans le canal nasal, d'une canule métallique pour la guérison de la fistule lacrymale. Telle encore l'impression pénible du tabac sur la membrane pituitaire, celle de l'alcool et de toutes les autres substances irritantes sur le canal alimentaire ; repoussées vivement dès le début, les surexcitations qu'elles déterminent s'usent en se répétant, se tournent en habitudes et deviennent souvent un des besoins impérieux de la vie (12).

Il en est de même au moral de certaines occupations et de quelques devoirs sociaux dont les premiers exercices excitent la répugnance et le dégoût et qui, répétés par la direction donnée par l'éducation, finissent par devenir dans certains cas une véritable jouissance, comme dans l'étude de l'anatomie et la pratique chirurgicale des opérations, et dans d'autres, un acte passionné, qui exalte les facultés de l'ame et du corps, comme dans les combats pour le militaire, et dans les tempêtes pour le marin.

« Ce qui nous offense, dit Charron (*Traité de la sagesse*), est la nouveauté de ce qui nous arrive, *omnia novitate graviora*; le temps et l'accoutumance font tout; les forçats pleurent en entrant aux galères, au bout de trois mois ils y chantent. »

C'est principalement chez les enfants, les jeunes gens, les femmes et les sujets nerveux que se remarque cette disposition naturelle de l'homme à l'imitation; c'est par elle que tous les enfants contractent si facilement et avec tant de promptitude les bonnes ou mauvaises inclinations de ceux qui les élèvent; qu'ils prennent l'accent et le langage de ceux avec qui ils vivent, qu'ils empruntent leur tenue, adoptent leurs gestes, leurs actions et jusqu'aux grimaces qui défigurent leur visage. On en a vu contracter le bégaiement en fréquentant des bègues; d'autres devenir louches parce que leur instituteur était affecté de strabisme. Enfin n'est-il pas reconnu que les jeunes gens et même les adultes deviennent timides et poltrons en vivant avec ceux qui manquent de courage et de cœur, et audacieux et valeureux en fréquentant des hommes fermes et résolus. On peut même dire en général que cette observation est applicable à tous les vices sociaux qu'on contracte en vivant avec ceux qui en sont entachés, ce qui a fondé ce proverbe si connu et si vrai : *dis-moi qui tu fréquentes et je te dirai qui tu es.*

Cette disposition naturelle à l'imitation qui conduit à la formation des habitudes devient aussi la cause de plusieurs maladies nerveuses.   2

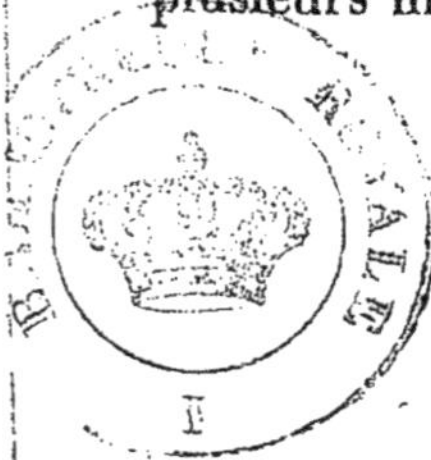

Il n'est pas de médecins praticiens qui n'aient observé que des jeunes personnes et même des adultes contractent des affections spasmodiques, en vivant conti-
nuellement avec des hypocondriaques ou avec des
femmes hystériques et vaporeuses (13).

Van-Swieten rapporte que plusieurs enfants journellement témoins des mouvements convulsifs qu'éprouvait
un de leurs camarades, en devinrent affectés par imitation. Baglivi rapporte qu'un jeune homme de la Dal-
matie devint épileptique en voyant dans son accès un
homme affecté d'épilepsie. *(Praxis médica*, chap. 24).
Le célèbre Tissot de Lausane cite l'exemple d'une fille
attaquée d'un hoquet convulsif, qui ayant été placée dans
un hôpital entre quatre autres filles affectées d'autres maladies, trois jours après ces filles prirent le même hoquet
avec de fortes convulsions qui ne cessèrent qu'en les sé-
parant et en les menaçant d'une forte discipline, si elles
reprenaient leurs accès.

Le même auteur rapporte d'après Nicole un fait du
même genre, mais plus frappant encore : « Celui d'une
communauté très-nombreuse de filles, lesquelles se
trouvaient saisies tous les jours à la même heure d'un
accès de vapeur le plus singulier par sa nature et son
universalité, car tout le couvent y tombait à la fois ;
c'était un miaulement pour toute la maison qui durait
jusqu'à plusieurs heures, au grand scandale de la religion et du voisinage qui entendait miauler toutes ces
filles. On ne parvint à les guérir qu'en signifiant par
ordre des magistrats qu'il y aurait à la porte du couvent une compagnie de soldats qui au premier miaulement

entrerait et fouetterait chaque fille qui aurait miaulé. Cette crainte d'être fouettées par des soldats eut un si prompt effet sur l'imagination de ces religieuses que les soldats n'eurent pas à exécuter une seule fois leur commission (Tissot, *Traité des maladies nerveuses*).

L'histoire de la maison de charité d'Harlem consignée dans l'ouvrage de K.Boerrhaave, intitulé : *Impetum faciens*, p. 406, n'est pas moins digne d'être conservée comme fait confirmant l'influence de la disposition naturelle de l'homme à l'imitation. Une jeune fille entretenue dans cette maison tomba après une frayeur dans des accès de convulsions qui revenaient périodiquement ; une autre fille qui l'assistait dans l'un de ces accès fut attaquée du même mal ; le lendemain une seconde, le surlendemain une troisième, et successivement tous les jeunes gens de la maison, tant filles que garçons. Tous les secours ayant été inutiles, on appela de Leyde le grand Boerrhaave qui, ayant été témoin qu'un premier accès en donnait sur-le-champ à presque tous ceux qui se trouvaient dans la même salle, vu l'insuffisance de tous les moyens médicaux employés jusqu'alors, jugea qu'il fallait agir sur l'imagination de ces jeunes gens pour les guérir ; il ordonna en conséquence, en présence de tous, qu'il y aurait des fournaux dans différents endroits de la salle, munis de fers rouges dont il prescrivit la forme, toujours prêts à être appliqués à un endroit du bras qu'il désigna pour y faire une profonde brûlure, au premier moment de l'accès ; l'effroi que causa cette prescription eut un prompt succès, car la maladie imitative ne reparut plus.

Je terminerai ces observations par un fait plus remarquable encore de cette disposition de l'homme à l'imitation tirée des transactions philosophiques (tom. 3, pag. 8 et 9). Le nommé Donnatt Monro, de Strachberg, près d'Aberdem, vieillard petit, maigre et sujet depuis sa tendre enfance à imiter malgré lui tous les mouvements qu'il voyait faire. Ainsi voyait-il quelqu'un gesticuler, rire, pleurer, danser, il était sur-le-champ contraint à répéter les mêmes mouvements. Si on lui enchaînait les bras et qu'on fit devant lui les mêmes mouvements, il souffrait de vives douleurs; sa tête et ses muscles s'agitaient, et il était aussi las après cette résistance involontaire que s'il se fût épuisé par des efforts violents (14).

Tous ces faits nous paraissent suffisants pour démontrer jusqu'à l'évidence le penchant de l'homme à l'imitation, soit dans l'état de santé, soit dans celui de maladie, et le faire admettre comme cause prédisposante de l'habitude.

La disposition naturelle de nos organes à la périodicité ou le retour plus ou moins régulier de certains phénomènes qu'on observe dans l'exercice de leurs fonctions, est encore une des causes qui prédispose à l'habitude (15).

La périodicité est aussi obscure dans son principe que constante dans ses effets, et je crois inutile de rappeler les systèmes plus ou moins ingénieux à l'aide desquels des philosophes et des physiologistes ont voulu expliquer son mécanisme dans l'organisme animal; il me suffit de dire qu'observée par Hippocrate elle a été admise et reconnue par tous les médecins qui ont regardé l'étude de ses phénomènes comme très-importante pour la pratique de l'art de guérir. On la remarque dans l'état de santé comme dans les maladies ; elle est surtout évidente dans les fonctions de l'utérus et dans celles de plusieurs organes sécréteurs et excréteurs (16).

La périodicité se retrouve encore dans le besoin du sommeil, de la faim revenant constamment aux mêmes heures. On la distingue aussi à différentes époques de la vie. On voit la seconde dentition se faire dans la septième année, la puberté s'opérer au terme de l'accroissement, et plus tard jusque dans la vieillesse, des mutations survenir dans le corps de l'homme de sept en sept ans.

Mais cette périodicité est bien plus manifeste encore dans l'état pathologique : dans les fièvres intermittentes, les accès reviennent à des jours et à des heures fixes ; il en est de même dans les rémittentes dont les redoublements sont souvent exactement réglés. Dans plusieurs névroses le retour des crises est assez communément périodique. Les flux hémorroïdaux et d'autres hémorragies reviennent fréquemment à des époques déterminées de jours, de mois ou d'années. On fait la même remarque dans plusieurs autres affections, telles que la migraine, l'épilepsie, la goutte, l'asthme et diverses autres maladies soit inflammatoires soit catarrhales, qui reparaissent à des intervalles plus ou moins éloignés, toujours aux mêmes époques et aux mêmes saisons. Enfin dans les maladies aiguës, suivant la judicieuse remarque du père de la médecine, les crises arrivent de sept en sept jours jusqu'au moment où par les voies d'excrétion la nature se débarrasse de l'élément morbifique après l'avoir convenablement élaboré. Cette dernière et importante observation méconnue et niée même par quelques théoriciens modernes, servira toujours de règle dans les maladies aiguës aux véritables médecins ; car nier n'est pas prouver, et la saine pratique est le creuset dans lequel les systèmes se résolvent en fumée (17).

Le développement de l'habitude est donc favorisé et préparé par les deux dispositions de l'organisme animal que je viens d'examiner, et l'habitude se forme ensuite, comme je l'ai dit, par la répétition successive de certaines impressions qui agissent sur la sensibilité soit physique soit morale de l'individu qui les éprouve, d'où résulte une division naturelle de l'habitude en *physique* et en *morale* que je vais étudier séparément.

S'il est vrai, comme on l'a dit, que l'habitude émousse le sentiment et perfectionne le jugement, il paraîtrait que la disposition de nos organes à la périodicité agit plus spécialement sur les habitudes morales.

Les exemples que nous avons cités plus haut et qui appartiennent à l'habitude s'exerçant sur la sensibilité organique prouvent en effet que si cette sensibilité peut être surexcitée par les premiers actes d'une impression un peu violente, la répétition successive et soutenue de ces mêmes actes finit par la diminuer et l'émousser même au point de la faire rentrer dans son état normal.

De tous le organes celui sur lequel l'habitude agit avec plus de force et d'évidence, c'est, à coup sûr, l'estomac, duquel on pourrait dire, avec autant de justesse peut-être que de l'utérus, que c'est un animal à part dans l'économie animale, qui a des caprices et des goûts aussi bizarres qu'extraordinaires, qu'il est difficile et par-

fois même très-dangereux de contrarier en changeant
son alimentation habituelle (18). On lit dans l'ouvrage ancien et curieux de Swalve, intitulé : *Querelæ et
oprobria ventriculi*, l'observation d'un paysan affecté
d'une fièvre grave qui résista au régime rationnel et à tous
les médicaments qui devaient le guérir, et qui se termina
promptement dès que le malade eut obtenu de son médecin la permission de reprendre son régime ordinaire,
consistant en oignons, viandes fumées, pain noir, et de
cesser toute espèce de remède. Celle rapportée par Tissot
dans les Mémoires de l'Académie de chirurgie concernant
un laboureur porteur d'une fracture compliquée du bras,
admis dans l'hôpital de Besançon, en 1768, n'est pas
moins remarquable ; il dépérissait et tombait dans le ma-
rasme tant qu'on le nourrit au pain blanc, aux viandes
bouillies et au bon vin, et il ne guérit que lorsqu'on lui
rendit son alimentation ordinaire, consistant en pain
d'orge, choux, lard, eau et piquette. (*Mémoires de
l'Acad. de chirurg*. t. v, 1ʳᵉ part. pag. 308.)

J'ai vu dans ma pratique un cas de gastrite aiguë,
compliquée de rhumatisme goutteux ; le malade était
habitué dès sa jeunesse à l'usage du café ; la privation
de cette habitude loin de procurer une amélioration dans
son état n'eut d'autre effet que de l'affaiblir et de le mai-
grir de plus en plus. S'étant décidé à aller respirer l'air
natal, le médecin de son pays qui connaissait son goût
passionné pour le café, instruit par lui qu'il n'en faisait
plus usage, lui conseilla de le reprendre. Six semaines
après, le malade avait recouvré ses forces et son embon-
point ; la gastrite avait disparu, et il revint à son état
ordinaire de santé.

Ces faits, et plusieurs autres que je pourrais citer, confirment ce qu'a dit Cabanis, qu'on ne passe pas sans danger du plus mauvais régime au régime le plus sage et le meilleur.

Une des habitudes de l'estomac assez commune, quoique rarement citée, est de rejeter à volonté les aliments ingérés; elle était d'un usage familier aux gourmands de Rome que notre siècle poli désigne sous le nom de gastronomes. Dans leurs repas d'apparat ils se débarrassaient en vomissant des aliments pris au premier service, pour faire place à ceux du second.

Richerand, dans ses éléments de physiologie, cite l'observation d'un employé des bureaux de la guerre qui, dès son enfance, s'était habitué à rejeter à volonté de son estomac les substances qu'il avait avalées; à l'aide de cette faculté rendue habituelle, il n'avait jamais d'indigestion, parce qu'il se débarrassait quand il le voulait des aliments qui l'incommodaient sans qu'aucune fatigue suivît jamais ce singulier exercice.

Gosse de Genève, le docteur Montègre, mon compatriote, dont le zèle et le savoir donnaient de si grandes espérances, et l'illustre Bichat lui-même, mon condisciple et mon ami, jouissaient de la même faculté; ils l'ont employée au profit de la science physiologique pour évaluer l'action digestive sur les différentes substances ingérées dans l'estomac. Je dois dire que j'ai retiré, dans la pratique, de l'étude des habitudes de l'estomac, de notables avantages, en recommandant aux convalescents l'usage des aliments qu'ils affectionnaient le plus avant la maladie et la distribution de leurs repas aux heures correspondantes à celles où ils étaient pris dans l'état de santé.

L'influence de l'habitude sur l'estomac se manifeste encore avec plus d'évidence dans l'emploi médicamenteux des substances vénéneuses, qui, prises aux plus petites doses, surexcitent d'abord la sensibilité et finissent par l'émousser, en sorte que le médecin |peut progressivement les augmenter pendant toute la durée du traitement pour produire l'effet qu'il veut obtenir.

On connaît l'exemple si souvent cité de Mithridate, qui, à force de faire usage des poisons à petites doses, était arrivé au point d'annuler leur effet, et fut obligé, pour se soustraire au supplice public qu'on lui préparait à Rome, de se faire délivrer de la vie par le glaive ; celui encore de ces orientaux connus sous le nom de *theriakis* qui font une débauche journalière de l'opium comme les ivrognes de notre occident du vin, et parviennent à en prendre journellement des doses dont la cinquantième partie suffirait pour empoisonner l'homme le plus robuste.

Pour prouver qu'il n'y a rien d'exagéré dans ce que les voyageurs rapportent à ce sujet, je dirai qu'il existait dans l'hospice de la Charité de Lyon, lorsque j'en dirigeai le service chirurgical, une fille sujette à de violentes crises nerveuses contractées au baquet des magnétiseurs ; l'opium seul pouvait les calmer ; le temps et l'habitude surtout avaient forcé d'en porter les doses à 2 ou 3 gros (8 ou 12 grammes par jour; c'est-à-dire à une dose capable d'empoisonner, en la divisant, plusieurs personnes.(19)

C'est pour éluder cet effet de l'habitude sur la sensibilité organique de l'estomac que la saine pratique médicale recommande dans le traitement des maladies chroniques, de suspendre par intervalle l'emploi des remèdes afin de maintenir au même degré l'efficacité de leur action et même de varier de temps en temps les formules, en employant toujours des substances d'un principe analogue. Théophraste est le premier qui a fait cette remarque. (*Historia plantarum*; liv. ix , chap. xviii). Frédéric Hoffmann en a fait un précepte de thérapeutique.

M. Coste, traducteur des œuvres de Mead , fait à ce sujet la réflexion suivante : l'habitude des remèdes en général est une des plus dangereuses qu'on puisse contracter, et la seule qui soit exempte de péril , c'est celle de s'accoutumer indifféremment à tout (20).

Le fait rapporté par Sanctorius , que je ne rappelle ici que pour mémoire, semblerait aussi prouver que l'habitude peut émousser la sensibilité pulmonaire au point de familiariser cet organe avec un air infecté et vicié, et de rendre même cet air nécessaire au rétablissement de la santé, s'il est vrai, comme il l'assure, qu'un criminel qui avait vécu pendant vingt ans dans un cachot ne fut pas plutôt sorti de ce lieu infect qu'il fut affecté d'une fièvre maligne : il en guérit et vécut alors avec une santé mauvaise ; ayant commis un nouveau délit, il fut renfermé dans la même prison où sa santé se rétablit parfaitement (21).

Après avoir constaté par des faits que l'habitude finit par diminuer et émousser même la sensibilité des organes de la nutrition , voyons quelle est son influence sur la vie de relation, ou en d'autres termes, sur les organes des sens extérieurs qui transmettent au cerveau, ou plutôt à l'âme, les impressions qu'ils ont reçues, et pour compléter cette étude examinons aussi les effets de l'habitude sur les organes du mouvement dont l'âme dispose pour l'entretien de la vie (22).

Il est incontestable que l'habitude agit sur les sens de manière à rendre les perceptions plus faciles, plus distinctes ou moins confuses, pourvu toutefois qu'elle ne surexcite pas les sensations d'une manière tellement excessive que le ressort en soit affaibli par une tension violente et trop prolongée. C'est ainsi que la vue se débilite et se perd même lorsqu'une occupation journalière la fixe sur des objets rapetissés et difficiles à distinguer. On connaît l'observation des fabricants de dentelles et de quelques autres professions minutieuses, dans lesquelles la vue de ceux qui les exercent s'affaiblit prématurément, et se perd souvent tout-à-fait; celle des artilleurs dont l'ouïe devient dure et qui arrive même au dernier degré de la surdité, par l'effet répété des détonations des armes à feu de gros calibre; celle des ouvriers des arts économiques chez lesquels les perceptions délicates du toucher s'anéantissent en quelque sorte à force de s'exercer sur des objets raboteux, durs, ou d'une température trop élevée (23); celle des buveurs qui blasent leur goût en usant avec excès des boissons alcooliques les plus concentrées, et celle encore des priseurs qui détruisent leur odorat par l'emploi exagéré de la poudre de l'âcre et irritante nicotiane. C'est une vérité non moins incontestable que l'éducation des sens se forme et se perfectionne

par l'habitude des perceptions modérées et souvent répétées. Ainsi les navigateurs acquièrent graduellement par
l'habitude la faculté de reconnaître à des distances très-
éloignées des objets dont les meilleures vues ordinaires
ne soupçonneraient pas l'existence ; ainsi les peuples
chasseurs aperçoivent à des distances prodigieuses le
gibier qui traverse les savanes de l'Amérique, et les
plaines sablonneuses de l'Asie et de l'Afrique ; ainsi dans
leurs déserts, l'Arabe et le Hottentot, pressés par la soif,
découvrent, à force d'habitude des vapeurs diaphanes qui
indiquent la présence d'une fontaine ou d'une mare d'eau
à plusieurs lieues de distance ; ainsi dans certaines professions qui s'exercent sur des objets que la vue distingue
à peine , l'habitude finit par les rendre , non-seulement
perceptibles, mais encore appréciables dans leur couleur,
leur forme et jusque dans leur composition intime ; ainsi
encore, par l'effet de l'exercice répété de leur vue sur
des objets éloignés , certains myopes parviennent à l'a-
longer et à la rendre meilleure ; d'autres par un effet
contraire, mais qui se rapporte aussi à l'habitude, en
employant fréquemment des verres dont la conformation
renforce la myopie, parviennent enfin à lire comme s'ils
étaient myopes au dernier degré , moyen ou subter-
fuge qui a servi à bien des jeunes gens pour se soustraire
à la loi de la conscription.

L'ouïe que de trop violentes excitations affaiblissent
ou abolissent même quelquefois, acquiert par l'habitude
des facultés de perception extraordinaires ; c'est ainsi
que ceux qui exercent fréquemment ce sens parviennent, dans le silence de la nuit, à entendre et à

péciser même des bruits que l'oreille la mieux organisée n'entend et ne distingue pas. C'est de cette manière, au rapport des voyageurs, que les sauvages du Canada discernent par l'ouïe les pas de leurs ennemis à des distances très-éloignées.

Un effet non moins remarquable et qui appartient aussi à l'habitude, c'est que ce sens se familiarise graduellement avec des impressions qui ont commencé par le fatiguer. Une dame de ma connaissance avait loué le second étage d'une maison dont le troisième était habité par des fabricants de bas ; le bruit de leurs métiers la priva longtemps du sommeil, mais elle finit par s'y habituer et dormir tranquillement et sans en éprouver même la moindre incommodité pendant le jour. Ayant changé de logement au bout de quelques années, elle fut longtemps privée du sommeil, parce que le bruit de ces métiers ne retentissait plus à ses oreilles. Mais un fait plus extraordinaire en ce genre est celui d'une femme dont j'étais le médecin, qui avait eu successivement trois maris, tous les trois maréchaux ferrants. Longtemps les marteaux frappant sur l'enclume lui ôtèrent le sommeil ; l'habitude finit, non seulement par l'accoutumer à ce bruit, mais encore par lui en faire un besoin, de telle sorte qu'avancée en âge, et affectée de la maladie dont elle mourut, elle ne pouvait dormir qu'au bruit de ces marteaux qui avaient longtemps causé son insomnie, et qu'elle fut obligée de recourir à ce moyen pour obtenir le calme du sommeil que ne pouvaient lui procurer les médicaments narcotiques, en ordonnant à ses ouvriers de reprendre leurs travaux que sa maladie avait fait suspendre.

L'odorat et le goût, ces deux sens placés si près l'un de l'autre qu'ils perçoivent presque simultanèment les odeurs et les saveurs qui entrent en contact avec eux, semblent confondre l'exercice de leurs fonctions, bien qu'elles soient réellement distinctes. On dirait presque que l'odorat est comme le guide et le régulateur du goût qui semble le consulter dans le choix des aliments qu'il appète. Soumis tous les deux à l'empire de l'habitude qui développe évidemment leur sensibilité comme celle des autres sens, elle la modifie quelquefois d'une manière fort extraordinaire en familiarisant ces organes avec les choses qui leur sont le plus antipathiques et le plus nuisibles à la santé. C'est ainsi que pour l'odorat, des odeurs infectes et comme délétères finissent à la longue par ne plus impressionner la membrane pituitaire, comme on l'observe chez les vidangeurs, les mineurs et d'autres métiers analogues, et que pour le goût, sa dépravation peut aller jusqu'au point de chercher les aliments les plus indigestes, les plus nuisibles et même les plus dégoûtants, comme on le remarque dans la grossesse chez les femmes affectées de *malacie*, maladie qui consiste dans un appétit dépravé pour les aliments de haut goût, tels que le poivre, le sel, les harengs salés, et autres substance du même genre, et dans certaines maladies nerveuses de l'espèce du *pica* où l'on voit des individus manger de la craie, de la chaux, des cendres, des vieux linges, du cuir pourri, des araignées, des insectes et autres matières aussi repoussantes que nuisibles. Je viens de parler des odeurs désagréables et fétides avec lesquelles l'odorat peut se familiariser, et je ne dois pas passer sous silence

le parti avantageux qu'en a retiré la science médicale pour
éclairer la séméiotique et le traitement des maladies.

Le père de la médecine a placé au nombre des signes
les odeurs des excrétions animales dans un grand nombre
d'affections morbides, et il n'est pas de praticiens attentifs
qui n'aient reconnu la justesse de cette importante
observation. Tous les élèves qui ont suivi la clinique du
célèbre chirurgien Desault se rappellent qu'il reconnais-
sait à l'odeur le caractère de certains ulcères syphilitiques
et désignait les malades qui en étaient affectés avant qu'on
en eût fait l'examen. On rapporte aussi qu'un chirurgien
de Rochefort distinguait les différents degrés des affections
scorbutiques aux exhalaisons du pus de leurs ulcères.
D'après ces exemples spéciaux on conçoit aisément que
les médecins qui s'appliquent à étudier les odeurs particulières à certaines maladies peuvent parvenir à en tirer
des diagnostics et des pronostics que l'événement vient
confirmer (24).

Les modifications que l'habitude imprime au sens du
goût ne sont pas moins variées que celles qu'elle détermine
dans celui de l'odorat ; mais toujours est-il remarquable
que son action continue tend à le développer et à rendre
sa sensibilité plus exquise et plus délicate. Aussi observe-
t-on que les artisans et les campagnards qui se nourris-
sent d'aliments grossiers et toujours les mêmes ont le
goût peu développé et peu sensible, tandis que les gour-
mets et les gastronomes de nos cités qui l'excitent habituellement par les mets et les vins les plus variés et les plus
délicats, parviennent à contracter la faculté de distinguer
des saveurs qui ont entre elles une grande analogie ;

comme par exemple à reconnaître et à préciser les diverses substances qui composent ou assaisonnent les aliments
et à distinguer avec certitude et précision, non seulement
l'espèce et les qualités des vins généreux et parfumés,
mais encore leur âge et le terroir qui les fournit.

Le sens ou l'organe du tact que quelques physiologistes ont regardé comme le type primitif de tous les sens
est évidemment accru et perfectionné par l'habitude.
Qui peut ignorer que l'exercice du toucher le développe
à tel point qu'il peut remplacer l'action des autres sens
accidentellement abolis ? C'est spécialement dans les cas
de cécité que le remplacement se montre avec plus d'é-
vidence ; c'est un fait si souvent observé qu'il semble inutile d'en fournir des preuves ; cependant je rappelle-
rai l'observation du sculpteur Ganivasius qui , devenu
aveugle, n'en continua pas moins de pratiquer son art
avec succès, n'ayant d'autres guides que ses doigts ; celle
de l'antiquaire Saunderson qui distinguait par le toucher
une médaille vraie d'avec une médaille fausse ; enfin celle
de l'aveugle né de Puisseaux qui parvint à exécuter avec
ses doigts les ouvrages les plus délicats (25).

En terminant cet article je dois ajouter que dans la
privation des doigs et des mains, soit naturellement,
soit accidentellement, la nature, toujours à l'aide de l'habitude, parvient à développer et à établir l'organe du
tact, non seulement dans les pieds, mais encore dans d'autres parties telles que les lèvres , la langue , la bouche,
comme on en trouve de curieux exemples dans les auteurs.

Ce que je viens de dire sur les effets de l'habitude pour

le perfectionnement des organes des sens n'est pas moins applicable aux organes de la locomotion qui ont une relation sinon directe, au moins indirecte avec eux. Il est reconnu en effet que son action contribue non seulement à rendre leurs mouvements plus faciles et plus sûrs, mais encore à en augmenter la puissance et le volume. C'est ainsi que l'appareil musculaire des extrémités supérieures est plus développé dans toutes les professions qui exigent un mouvement continuel de ces extrémités, comme on le remarque chez les boulangers, les porte-faix, les menuisiers et autres artisans de ce genre. Il en est de même de l'appareil des muscles des extrémités inférieures pour les piétons, les danseurs, les funambules ; des muscles du larynx pour les chanteurs ; de ceux de la face des comédiens, et enfin de ceux du rachis chez les lutteurs, et les athlètes, parce que la colonne vertébrale qui leur donne attache est le point central sur lequel les forces du corps prennent leur appui.

De tout ce que je viens d'exposer, il résulte, ainsi que je l'ai avancé en principe, que la nature en douant nos organes des forces nécessaires à l'exercice des fonctions qu'ils sont destinés à remplir, a voulu qu'ils en usassent dans de justes proportions. Il est un terme au delà duquel l'excitation de la sensibilité et de la contractilité qui sont les agents de ces forces, étant brusquement dépassé, loin d'augmenter et de perfectionner le jeu naturel des organes, finit par l'affaiblir et même par l'anéantir tout à fait ; tandis que l'exercice continu, mais graduel et mesuré de ce jeu, ne fait que développer, accroître et perfectionner ces forces organiques qui en-

tretiennent la santé et la vie elle-même. Tel est donc l'empire de l'habitude qu'il n'est pas de phénomènes de la vie
qui ne soient plus ou moins modifiés par son influence; les
maladies mêmes, comme je l'ai déjà démontré en traitant
de la périodicité des fonctions organiques, n'échappent
point à l'action de l'habitude : c'est une vérité reconnue
que celui qui souffre habituellement supporte mieux
la douleur que celui qu'elle saisit tout-à-coup dans l'état
de santé, et que dans les maladies du même genre et de
la même nature, les sujets valétudinaires éprouvent des
accidents moins graves que les individus valides ; remarque qui n'a point échappé au père de la médecine. C'est
ainsi que l'habitant des pays marécageux se familiarise avec la fièvre intermittente au point de reprendre
ses occupations journalières dès que l'accès a cessé,
tandis que saisi par la même fièvre, en traversant ces
contrées, le voyageur éprouve des accidents et quelquefois des complications funestes qui le conduisent au tom-
beau. C'est par la même raison que les récidives des maladies contagieuses, telles que les différentes espèces de
typhus, sont moins dangereuses et se guérissent plus facilement que leurs premières invasions. Ne peut-on pas en
dire autant de beaucoup d'autres maladies, telles que la
goutte, le rhumatisme, la migraine, la syphilis, les affections cutanées et d'autres encore qui, dans leur début,
avaient parues intolérables et qui en fixant leur domicile
dans l'économie animale semblent s'identifier avec elle
et faire partie de son organisation.

A ces preuves, tirées des maladies internes, je pourrais ajouter beaucoup d'exemples pris dans les maladies

externes ; mais je me contenterai de citer le plus saillant : celui des corps étrangers, qui, poussés par les armes de jet, s'enfouissent dans la profondeur des parties molles, et qui, après avoir déterminé des accidents plus ou moins graves, finissent par y séjourner sans produire d'autres effets que des sensations incommodes et y restent souvent pendant toute la durée de la vie.

CHAPITRE IV.

INFLUENCE DE L'HABITUDE SUR LE MORAL DE L'HOMME.

Après avoir considéré les effets de l'habitude sur le physique de l'homme, il me reste à examiner l'influence qu'elle exerce sur le moral. Ce n'est pas sans raison qu'un philosophe a dit que les habitudes morales peuvent conduire au crime comme à la vertu, qu'elles privent l'homme de sa liberté, sans qu'il la regrette et le tiennent dans les fers, sans qu'il sente leur pesanteur. Il en est de l'habitude comme des passions (26) qui souvent lui doivent leur origine : on ne peut plus l'arrêter lorsqu'on lui a laissé prendre pied ; ses mouvements, peu apparents d'abord, s'accélèrent d'eux-mêmes et prennent à chaque instant de nouvelles forces ; il est donc plus facile de lui refuser l'entrée que de la chasser après l'avoir admise ; au lieu d'obéir elle commande et l'homme devient son esclave. Pétrarque dans sa retraite de Vaucluse croyait avoir dompté l'habitude d'une passion qui avait dominé son cœur, et comparait sa vie à celle des bienheureux dans le ciel, et pourtant dans une lettre où

il épanchait son âme tout entière dans celle d'un ami,
il disait : « Vois le 'pouvoir de [l'habitude : sans avoir
des affaires à Avignon , je retourne souvent dans cette
odieuse ville, je cours moi-même dans les filets où je fus
pris; je ne sais quel vent me fait sortir du port où je me
trouve, pour me pousser sur cette mer orageuse où j'ai
si souvent fait naufrage ; je n'y suis pas plutôt 'que je
crois être sur un vaisseau ballotté par la [tempête; je
vois le ciel en feu, la mer en courroux, je n'aperçois
auprès de moi que des écueils, la mort se présente à mes
yeux; mais ce qui est pire encore que la mort, c'est que
la vie présente me répugne et que je crains celle à venir. »

Ce tableau, plein d'éloquence et de vérité, ne con-
firme-t-il pas ce que j'ai avancé plus haut ? Mais un fait
plus convaincant encore , puisqu'il prouve la puissance
de l'habitude jusqu'en présence de la mort, est celui
rapporté par Bàcon, d'un Irlandais qui, condamné à la
potence pour cause de rébellion, présenta une requête
au vice-roi, pour être pendu avec une branche d'osier
et non avec une corde, selon l'usage ancien et national
d'exécuter les rebelles de cette manière; ce qui a fait dire
à ce grand philosophe que tout cède à la force de la coutume qui fait agir et mouvoir les hommes comme des
automates (27).

C'est cet illustre chancelier d'Angleterre qui a avancé
le premier que nos sentiments tiennent plus du naturel,
nos discours de l'éducation et nos actions de l'habitude ;
proposition pleine de vérité, qui servira de texte ou
plutôt de base à mes réflexions sur les habitudes morales.
Il me paraît en effet démontré que les perceptions inté-

rieures tiennent à la nature intime de l'homme ; que l'éducation peut les modifier, les atténuer, les perfectionner même, dans quelques cas, sans les changer entièrement, et que l'habitude en règle l'action en bien ou en mal. C'est de ces perceptions internes, liées intimément à la constitution naturelle de l'homme, que naissent ces tendances instinctives que la réflexion et le jugement dirigent quelquefois, unissant ainsi la faculté intellectuelle raisonnée à la faculté purement physique. Aussi ces tendances se reproduisent-elles avec force et sans que l'individu s'en doute, dès que la direction intellectuelle cesse de les contenir ; *naturam expellas furcâ, tamen usque recurret* ; chassez le naturel, il revient au galop.

L'éducation civile et religieuse, en formant le jugement et en dirigeant sur les principes du juste et de l'injuste l'attention soutenue de l'intellect, est donc la seule barrière à opposer aux inclinations vicieuses ou perverses ; si elle n'en triomphe pas toujours, ce n'est pas une raison pour contester son pouvoir et pour excuser les erreurs, les vices ou les crimes én en rejetant le principe sur l'instinct incoercible qui ne peut être dominé, et non sur la volonté libre. L'exemple de Socrate, né avec tous les vices que le physionomiste Zopyre (28) lui avait reconnus et qu'il avouait lui-même, prouve que la force de la volonté unie aux lumières d'un jugement droit, peut asservir et corriger les penchants les plus pervers : et comment récuser une preuve fournie par cet homme de génie qui, selon l'heureuse expression de Cicéron, fit descendre la philosophie du ciel sur la terre, pour apprendre aux hommes à être raisonnables, justes et vertueux.

Qu'on ne me cite pas comme preuves contraires les exemples des Caligula, des Néron , des Commode et de tant d'autres princes dont l'histoire a voué le nom à l'exécration de l'humanité. Élevés sur les marches du trône , énivrés de bonne heure du poison de la flatterie , que pouvait sur la perversité de leur caractère les conseils de la sagesse sans le secours de la discipline que nul instituteur n'ose employer contre les grands de la terre? (29)

L'éducation , comme le dit Bàcon, polit le langage ; adoucit les formes; mais lorsque le naturel vicieux échappe à son action , les actes qui en dérivent ne sont que plus funestes , parce que la manière dont ils se produisent n'en tempère qu'en apparence la laideur et quelquefois même l'atrocité.

L'éducation est donc la base de la discipline sociale ; la morale dont elle inculque les principes , est le correctif de tous les mauvais penchants. La religion chrétienne , qui donne aux principes de la morale une consécration divine, révèle à l'homme sa mission sur la terre, et lui indique, dans une vie à venir , les récompénses et les peines qu'il aura méritées. L'éducation, la morale et la religion sont donc des conditions tellement essentielles au bonheur et à la conservation des sociétés humaines, qu'il est impossible de les concevoir, même par la pensée , autrement qu'appuyées sur ces bases. N'est-ce pas un fait généralement avoué que la somme du bonheur social date du moment où le christianisme est venu révéler à l'homme la nature immortelle de son âme et la seule égalité réelle, celle des créatures devant le Créateur, égalité que les sociétés modernes ont justement admise devant les lois, mais qui n'existe ni dans les organisations, ni dans les aptitudes, ni dans les classes de la société.

Ainsi donc l'observation a démontré qu'il existait deux habitudes morales : l'une, qui naît de la nature même de l'homme ou de ses penchants, qui est la plus forte, qu'on corrige, mais qu'on détruit rarement d'une manière complète(30), l'autre qu'on contracte par communication ou par l'exemple des autres et qui est susceptible d'être réprimée et même détruite avec le temps.

Ainsi les bons principes pourront réformer les mœurs dans une âme heureusement née et mal élevée ; mais elles ne feront point germer la vertu dans un mauvais cœur ; telle est la sentence du philosophe Bâcon, sanctionnée par l'expérience. L'influence de la première espèce d'habitude, celle qui tire son origine du naturel de l'homme, aura donc sur les passions qu'elle développera, un empire absolu que l'éducation pourra tout au plus modifier, ou plutôt qu'elle voilera sous des formes trompeuses, sans jamais parvenir à les détruire dans son essence. Dans la seconde, au contraire, l'éducation aura une puissance efficace sur l'habitude, parce qu'elle ne tient pas à la nature de l'être, qu'elle lui a été communiquée par de mauvais exemples et qu'elle lui est pour ainsi dire étrangère : aussi remarque-t-on que dans cette espèce d'habitude l'éducation parvient souvent à corriger et même à détruire les vicieuses tendances qu'elle avait fait naître. Heureusement c'est le plus souvent sous l'influence de cette espèce d'habitude qu'on voit se développer les passions qui deviennent la source du bonheur ou du malheur de l'homme, et qui sont peut-être aussi nécessaires à la vie morale que les organes le sont à la vie physique; ainsi lorsqu'elles sont modérées et subordonnées à la raison, elles élèvent son esprit et son âme à la hauteur de la dignité que lui a assignée le Créateur; elles deviennent le principe des plus grandes inspirations du génie, des talents et de la vertu; mais si elles sont désordonnées et que l'homme se laisse dominer par leur fougueux ascendant, il cesse d'être capable de raisonner, il n'a plus son libre arbitre; et, devenu leur esclave, elles le plongent dans un abîme de maux en lui présentant toujours l'espérance trompeuse d'une félicité terrestre qui n'est pour lui qu'une illusion, car il ne peut jamais atteindre le bonheur qu'il poursuit. C'est ainsi que les défauts de tout genre, les vices les plus honteux et les crimes même deviennent l'œuvre des passions démesurées et qui n'ont plus de frein (31).

Les bonnes lois qui impriment aux mœurs des peuples une sage direction et une meilleure tendance, et l'éducation, basée sur la morale et la religion, qui les conduit dans les sentiers de la sagesse et de la vertu en flétrissant le vice et en inspirant l'horreur du crime, sont donc les moyens les plus efficaces pour guérir les passions développées sous l'influence de l'habitude acquise, et pour modérer et adoucir celles qui résultent d'un mode vicieux de première organisation et qu'on appelle *naturelles*.

Comme il paraît bien démontré que l'âge, le sexe, le tempérament et même le climat ont une action plus ou moins directe sur le développement, la durée et la résistance des habitudes, je ne peux me dispenser d'entrer dans quelques détails à ce sujet.

CHAPITRE V.

INFLUENCE DE L'AGE, DU SEXE, DU TEMPÉRAMENT ET DES CLIMATS SUR LES HABITUDES.

Dans la première période de l'âge, qui comprend l'enfance et l'adolescence, la mollesse des tissus, la prédominance du système nutritif qui les épanouit et les accroît, l'activité des mouvements, la vitesse de la circulation sanguine et la mobilité des sensations qui impriment à l'organisme une élasticité et une flexibilité continues, rendent cet âge passible de plusieurs habitudes successives et de peu de durée; aussi c'est à cette époque de la vie qu'il est plus facile de les corriger par l'éducation bien dirigée, au physique comme au moral; c'est alors qu'en choisissant les bonnes habitudes et en éloignant les mauvaises on perfectionne à la fois le jeu des organes, des sensations et de l'intellect : aussi a-t-on dit avec beaucoup de raison et de vérité que l'homme, à cet âge, est une pâte molle à laquelle on pouvait donner, en la pétrissant, des formes bonnes ou mauvaises, et que l'âge et le temps, en durcissant la pâte, donnaient à ces formes une consistance qui durait toute la vie (32).

C'est la justesse de cette observation qui explique la difficulté qu'on éprouve à détruire, chez l'adulte, l'habitude une fois formée; chez le vieillard (33) où elle a pris droit de domicile, elle devient indestructible. C'est bien à cet âge qu'on pourrait dire qu'elle est la vie elle-même, puisque le vieillard ne peut vivre sans elle, et qu'il meurt, comme l'a dit un moraliste, martyr de ses *accoutumances*.

Chez la femme l'organisation a beaucoup de rapports avec celle de l'adolescent; aussi la mollesse et la flexibilité de ses tissus, l'exquise sensibilité de ses nerfs la rendent susceptible des impressions les plus légères; mais les habitudes qu'elle contracte si facilement ont moins de consistance et de durée que chez l'homme et peuvent se corriger et même se détruire avec moins de difficulté que chez ce dernier, où on les voit souvent persister avec opiniâtreté.

Les différents systèmes de l'économie animale gardent rarement entre eux un équilibre parfait, et la prédominance de l'un d'eux sur les autres constitue ce qu'on appelle les tempéraments. Les anciens n'en admettaient que quatre qu'ils désignaient sous les noms de *sanguin*, de *bilieux*, de *nerveux* et de *lymphatique*, auxquels les modernes ont ajouté plusieurs variétés fondées sur des nuances plus ou moins prononcées.

Dans le tempérament sanguin, qui s'annonce par la coloration de la peau et surtout celle de la face, la vivacité et la mobilité des mouvements, l'inconstance et l'insouciance des caractères, l'ardeur pour les plaisirs, la bienveillance et la bonté, les habitudes sont comme les passions qui le caractérisent, variables et de peu de durée, empruntant les formes et la légèreté des aptitudes, ce qui doit les rendre beaucoup plus faciles à détruire.

Le tempérament bilieux, désigné encore sous le nom d'*hépatique*, se caractérise par un état de surexcitation de la région épigastrique d'où résulte une teinte jaunâtre de la peau et une sensibilité dépravée qui rend l'homme audacieux, violent, esclave de ses habitudes passionnées, et indomptable dans les volontés qu'elles lui inspirent.

Le tempérament lymphatique, caractérisé par la mollesse, l'indolence et la faiblesse au physique comme au moral, oppose si peu de résistance aux habitudes qu'une fois acquises elles deviennent en quelque sorte machinales ou automatiques et presque toujours indomptables.

Dans le tempérament nerveux ou mélancolique, qui dispose le moral à la tristesse, à la méfiance et aux terreurs de tout genre, les habitudes se forment avec plus de lenteur, mais une fois établies elles prennent dans l'organisme de si profondes racines qu'elles deviennent permanentes, indestructibles et ne finissent souvent qu'avec la vie.

L'influence des climats sur les habitudes individuelles et sur les mœurs des populations est une de ces questions qui ont été débattues contradictoirement; les uns prétendant que la différence des températures était la cause des aptitudes et des habitudes des populations, suivant les zones qui divisent le globe (34), et les autres attribuant ces différences à l'action des lois sociales et aux différents degrés de la civilisation.

Sans vouloir prendre parti dans une question aussi délicate qui se rattache à tant de considérations d'un ordre supérieur, j'ose croire que les habitudes contractées sous l'influence des mœurs du pays, du régime diététique et de beaucoup d'autres circonstances locales, se conservent plus ou moins dans l'organisation et ne s'y perdent jamais entièrement. Ne serait-il pas permis de penser que l'amour de la patrie, ce sentiment non moins généreux qu'universel, prend sa source dans l'ensemble de ces habitudes? La nostalgie, cette maladie si funeste aux habitants des montagnes et particulièrement à ceux de la Suisse entraînés loin du sol qui les vit naître, ne peut-elle pas être rapportée à la cessation des habitudes contractées dès le bas âge? L'imagination leur représentant sans cesse le lieu de leur naissance, les occupations auxquelles ils se livraient, leurs penchants, leurs affections; c'est sur le souvenir de tous ces objets qu'erre constamment leur pensée, rien ne peut les en distraire: ils restent indifférents à tout ce qui se passe autour d'eux; bientôt leurs fonctions languissent, leur santé s'altère profondément et ils succombent si on ne les ramène dans leur patrie, seul remède efficace pour la guérison de la nostalgie.

Mais s'il est démontré que l'habitude a une si grande puissance sur la nature de l'homme, qu'elle la pétrit et la moule, pour ainsi dire, à son gré, qu'elle exerce son influence sur les différentes époques de sa vie, suivant les diversités d'âges, de sexes, de tempéraments et même des climats sous lesquels il se trouve placé, ne pourrait-on donc pas s'en servir avec avantage pour développer et perfectionner l'exercice de toutes les opérations de son corps et de son esprit? Je crois pouvoir répondre affirmativement à cette question puisqu'il est reconnu que l'éducation qui n'est que le pli sagement ordonné de l'habitude, contractée dès l'âge le plus tendre, contribue évidemment, non seulement à fortifier ses organes physiques, mais encore à étendre et à rendre plus parfaite son intelligence.

Si on doit au génie l'origine des talents de l'esprit et du corps, n'est-ce pas l'habitude qui les dirige et les perfectionne ? car l'étude qui leur sert de guide n'est que l'habitude mise en pratique (35).

Considérez les savants dans tous les genres, les orateurs, les poëtes, les écrivains, vous observerez que leurs premiers travaux, marqués du sceau du génie, ont besoin du secours de l'habitude pour se perfectionner et atteindre à la hauteur dont ils sont susceptibles. Dans les arts mécaniques qui réclament l'adresse et la dextérité du corps et des membres au moins autant que l'application de l'intelligence, voyez combien sont gauches et maladroits ceux qui s'y livrent pour la première fois ; leurs maîtres leur démontrent les principes de l'art auquel il se destinent, ils les appliquent bien ou mal après les avoir conçus, mais ce n'est qu'en répétant plusieurs fois les actes qui les représentent que l'habitude parvient à les leur rendre faciles et familiers, ce qui a fondé cet axiôme bien connu : *fabricando fit faber.*

N'est-ce pas encore par l'habitude que l'exercice des jambes, réglé d'abord par des principes et souvent ensuite renouvelé, régularise l'agilité et la prestesse des mouvements qu'on admire dans le danseur ; que celui des doigts, souvent répété sur le clavier, la harpe, le violon et autres instruments de ce genre fait exceller le musicien dans son art ? N'est-ce pas encore à l'habitude que ceux qui s'adonnent aux spécialités dans les sciences et les arts, doivent la supériorité qui les distingue ? leur esprit étant sans cesse occupé du même objet s'accoutume à ne voir que lui, à le considérer sous tous ses rapports, à l'envisager sur toutes ses faces, enfin à n'étudier que lui, ce qui le met dans le cas de le connaître parfaitement.

Je crois, d'après ces observations, être autorisé à affirmer qu'il n'est pas de sciences et d'arts, que l'habitude ne perfectionne lorsqu'elle est bien dirigée, et qu'on doit la regarder comme le plus sûr et le plus puissant auxiliaire du génie et du talent dans tous les genres de travaux auxquels l'homme se livre.

Ainsi donc l'habitude dont on ne peut contester l'influence sur le physique et le moral de l'homme à toutes les époques et dans tous les actes de sa vie, peut fournir au médecin comme au moraliste de précieuses indications sur l'emploi qu'on peut en faire pour redresser et ramener dans la bonne voie l'ensemble des phénomènes physiques, les écarts des passions et les tendances vicieuses de l'âme dans certaines natures formées de mauvais éléments (36). En effet, en réfléchissant avec un peu d'attention il est facile de concevoir d'une manière générale qu'une habitude quelconque peut être combattue et doit être modifiée, corrigée et même entièrement effacée par une habitude inverse artificiellement acquise, traitement vraiment allopathique qui doit agir avec plus ou moins de promptitude et d'efficacité suivant que l'habitude est plus récente ou plus ancienne. Ce raisonnement n'est pas fondé sur une théorie, car des faits en grand nombre viennent en confirmer la justesse. Ainsi au physique, qui ne connaît la puissance des habitudes inculquées par la gymnastique pour ramener à l'état normal les conformations vicieuses des différentes parties du corps, qui dépendent d'une distribution inégale des forces dans les muscles et du défaut d'équilibre dans leur antagonisme? Qui ne sait que l'escrime et les exercices mili-

taires redressent la taille des adolescents que le recrute-
ment appelle sous les drapeaux ? Qui ne sait que les positions raisonnées, soit dans la station soit dans la marche, suspendent et guérissent quelquefois les courbures
anormales du rachis si fréquentes dans le sexe féminin
et qui sont le plus souvent déterminées par l'habitude
de certaines positions vicieuses ? Enfin l'observation
n'a-t-elle pas démontré que certaines affections nerveuses
comme la mélancolie et l'hypocondrie, développées sous
l'influence du défaut d'exercice, d'une vie solitaire, ou
d'une concentration trop forte de l'esprit, ont été gué-
ries par les voyages, les travaux agrestes, la fréquenta-
tion des sociétés agréables et les distractions de tout
genre; enfin que bien des affections nerveuses des deux
sexes, reconnaissant pour cause une continence absolue,
ont été combattues avec succès par le mariage. N'est-il
pas évident que dans tous ces cas, on a détruit l'habitude
qui causait la maladie, en lui opposant une habitude
contraire.

Il me faudrait suivre toutes les branches de l'hygiène
et de la thérapeutique si je voulais réunir toutes les
preuves du parti que l'on peut tirer de la puissance des
habitudes, non seulement sur la conformation extérieure
du corps, mais encore sur la marche régulière de la
plupart des appareils organiques de la vie.

Quant au moral, n'est-il pas prouvé que toutes les
règles de l'éducation et de l'instruction reposent sur la
base de l'habitude puisque ces règles qui, comme je l'ai
déja dit, sont déduites de la morale civile et de la morale religieuse, n'agissent sur le caractère et sur l'intel-

ligence que par la répétition journalière et habituelle des exercices de nos facultés qui sont contraires à nos penchants vicieux, à nos passions désordonnées et à cet instinct de paresse qui tient le plus souvent aux éléments de faiblesse de la constitution.

On a dit avec plus d'esprit peut-être que de raison que l'éducation scholastique était plutôt le moyen d'apprendre que de savoir.

La vérité est qu'apprendre et savoir ne peuvent être séparés que par l'intervalle qui existe entre l'étude des principes et leur application aux spécialités des différentes branches des connaissances humaines : toujours est-il qu'apprendre les principes et les bien comprendre est un des produits les plus utiles au bonheur de la société et des individus ; et qu'apprendre, comprendre et surtout étudier les principes, est l'ouvrage des habitudes, réglées par une bonne éducation.

CHAPITRE VI.

DES FUNESTES EFFETS DE L'INTERRUPTION BRUSQUE DE L'HABITUDE, ET DES MOYENS D'Y REMEDIER.

Jusqu'ici j'ai passé en revue le mode de formation des habitudes naturelles et artificielles dans la plupart des systèmes organiques de l'économie animale, et même dans l'exercice de ces hautes facultés intellectuelles qui appartiennent à l'essence divine communiquée par le Créateur à la nature humaine. Je reviens maintenant à l'objet spécial de ce mémoire, qui est de rechercher les effets de la brusque interruption des habitudes de travail sur la santé des hommes qui passent sans précaution de l'état d'une vie active à celui d'une vie de repos.

Dans tous les modes de société, comme le travail est une obligation de l'existence individuelle, chacun s'y conforme pour satisfaire à ses besoins. Devenue ainsi une condition de la nature humaine, l'habitude de s'y livrer s'impatronise tellement avec la constitution de l'homme qu'elle devient aussi intime que les éléments primordiaux dont elle est formée, de là vient que surtout aux époques avancées de l'âge, les habitudes des travaux profession- nels ne peuvent être immédiatement abandonnés sans un grave danger pour la santé et souvent même sans abréger la durée de la vie. Cependant toute carrière a un terme et un but, ce but est l'objet de toutes les ambitions ; l'espérance qui se nourrit trop souvent d'illusions se fait une idée délicieuse de l'état de repos dans lequel on doit vivre quand ce but est atteint ; mais, hélas ! cet objet qui, vu de loin, se présente avec tant de charmes, vu de près n'offre plus que le spectacle de l'ennui et du dégoût.

Le grand Newton disait, en parlant du repos et de la retraite : *otium est res prorsurs substantialis.* Mais, pour les génies de cette trempe, le repos n'est point l'inaction, c'est l'éloignement des distractions que les rapports de la société, les calculs des intérêts de l'amour-propre et des misérables spéculations de fortune et d'ambition apportent aux sublimes contemplations des hommes supérieurs et aux découvertes qui naissent de leurs idées dont la série est continue. Il n'en est pas de même de ce

grand nombre d'hommes qui ne s'élèvent pas au-dessus
de la foule commune et se distinguent pourtant par leurs
succès dans les professions spéciales qu'ils ont embras-
sées. Pour ceux-ci la fortune ou l'aïsance est le but
positif ; s'il est une fois atteint, s'ils abandonnent tout-à-
coup l'habitude du travail, s'ils ne peuvent pas remplacer graduellement les occupations anciennes par d'autres
occupations ; si une autre ambition ne succède pas à
celle qui s'est éteinte, la cessation des travaux qu'ils ont
abandonnés avec tant de satisfaction et qu'une longue
habitude avait rendus nécessaires à leur existence, leur
fait bientôt éprouver une inquiétude secrète, un vide
accablant dont ils ne peuvent se rendre raison au milieu
du calme dont ils croyaient jouir. La tristesse et l'ennui
succèdent bientôt, et cet état moral tarde peu à détruire
l'équilibre de la santé; le ressort des organes de la vie
s'affaiblit par degrés; la distribution des forces nerveuses
cesse d'être régulière ; certains appareils d'organes sont
surexcités, tandis que d'autres dénués de la quantité de
force vitale nécessaire à leur action, languissent et finissent par s'atrophier ; de là ces maladies organiques qui
se forment en silence, sans que les malheureux qui en
sont affectés s'en aperçoivent ou même s'en plaignent
et sur lesquels le pouvoir de la médecine est à peu près
nul parce qu'elle n'est appelée que lorsque la fièvre lente
qui les accompagne les a amenés au degré d'une absolue
incurabilité (37). Voilà ce qui se passe et ce que j'ai observé souvent dans cette nombreuse classe d'hommes qui
se sont enrichis dans l'exercice des travaux industriels
et qui ont brusquement renoncé à ces travaux pour se

livrer aux jouissances trompeuses du repos qui leur devient si cruellement funeste.

Ici devraient se placer les nombreuses observations de ce genre que j'ai recueillies dans une assez longue pratique, mais les bornes de ce mémoire ne me permettent pas de les insérer en détail; je dirai seulement que c'est à cette époque de la vie comprise entre 45 et 65 ans que je les ai trouvées les plus saillantes et les plus nombreuses. Quoiqu'elles comprennent dans leur ensemble tous les états et toutes les professions de la société, ce sont les arts économiques et industriels, le commerce, l'état militaire et surtout les arts libéraux qui m'en ont fourni le plus d'exemples. Ceux qui entrent dans la retraite avec l'espérance de mettre un intervalle de repos entre la vie et la mort sont loin de se douter que le repos sera pour eux la source de l'ennui, du dégoût de la vie et de tous les accidents funestes que j'ai dépeints plus haut. Pour plusieurs de ceux que j'ai connus, il suffisait de quelques mois passés dans cet état d'oisiveté relative pour dissiper l'illusion des espérances qu'ils fondaient sur le bonheur de la retraite; sans cesse ramenés par la pensée aux habitudes qui avaient rempli leur existence et fixé le but de leur ambition, toutes les vaines distractions que leur offraient les spectacles publics, les plaisirs de la campagne et les jouissances privées effleuraient leur sensibilité sans l'émouvoir et leur curiosité sans la satisfaire; une invincible attraction les rappelait à chaque instant aux anciens objets de leurs habitudes. J'en ai vus qui ne pouvaient soutenir d'autres conversations que celles qui y avaient rapport; d'autres qui fatiguaient leurs interlocuteurs par la fastidieuse répétition des conseils les plus triviaux sur les mêmes objets; d'autres encore qui retournaient chaque jour dans les ateliers ou les comptoirs occupés par leurs successeurs et ne trouvaient de plaisir, je dirai même de bonheur et de tranquillité qu'en suivant de l'œil et de la pensée les travaux qui s'y exécutaient, et même quelquefois en les partageant personnellement.

C'est dans le commencement de cette fatigue morale qui devait les conduire à une altération profonde de leur santé, qu'en en reconnaissant la cause, j'ai pu donner à plusieurs de ces malades l'utile conseil de reprendre leur état ou de le remplacer par un autre qui eût des rapports avec celui qu'ils avaient abondonné, et j'ai eu la satisfaction de les soustraire aux fâcheux accidents qui les menaçaient.

L'art qui prévient les maladies est pour le moins aussi utile que celui qui les guérit ; aussi l'hygiène dont tous les anciens médecins avaient reconnu l'importance a fixé dans nos temps modernes l'attention spéciale des praticiens qui lui ont fait faire de grands progrès en utilisant au profit de cette science les immenses découvertes de la chimie, de la physique et des autres sciences accessoires à la médecine ; mais je crois être autorisé à dire que l'objet spécial de ce mémoire, l'habitude considérée hygiéniquement ainsi que dans les conséquences fâcheuses qui suivent sa brusque interruption, n'a pas été étudiée par les modernes comme elle l'avait été par les anciens.

Celse, un des médecins les plus érudits de l'antiquité,

avait conseillé de ne point contracter d'habitudes pour se bien porter : *Sanus homo et qui bene valet, suæ spontis est nullis se obligare legibus debet*. Cœlius Aurélianus avait remarqué que les habitudes en général nuisaient à la santé et qu'on devait éviter celles qui étaient mauvaises surtout, et n'admettre que les bonnes : *Consuetudo nihil aliud prodesse quam ut non plurimum corpora noceantur potest; nos vero opportet consuetudinem rerum utilium fa_cere, noxium fugere*. On peut donc répéter avec autant de raison que de vérité, d'après ces deux grands médecins, que la meilleure des habitudes est de n'en point avoir et qu'il faut veiller sur soi-même pour ne pas en contracter.

Dans la première période de la vie jusqu'à l'adolescence inclusivement cette surveillance doit être exercée par les parents et les instituteurs; elle est, si je puis m'exprimer ainsi, une éducation de nature pour les premiers, et pour les seconds le devoir le plus sacré et le plus impérieux de leur profession, ainsi que le garant le plus assuré de leurs succès.

La discipline scholastique n'a d'autre but que de prévenir la formation des mauvaises habitudes en s'opposant à la répétition des actes qui les engendrent (38) ; mais lorsque l'éducation publique ou privée est terminée et que l'homme, livré à lui-même, n'a d'autre guide que sa raison, heureux celui qui parvient à être maître de ses goûts et de ses penchants et à éviter la répétition des actes par la continuité desquels se forment les habitudes vicieuses et même simplement les habitudes automatiques.

Mais lorsque les précautions que je viens d'indiquer n'ont pas été prises dans la jeunesse, ou que dans l'âge mûr, par manque de raison, inattention ou faiblesse de caractère, les habitudes se sont insensiblement contractées, elles apparaissent inopinément toutes formées sans qu'on se doute soi-même de leur existence; c'est alors qu'il est bien difficile et souvent même dangereux de les supprimer et surtout de les détruire tout-à-coup; aussi le père de la médecine, auquel rien n'a échappé de ce qui appartient à la science de l'homme, recommande, sous le rapport de la santé et dans le traitement des maladies, de respecter les habitudes, même lorsqu'elles sont mauvaises, parce qu'elles troublent moins que des choses inaccoutumées, auxquelles il faut se faire par degré : *concedendum aliquid consuetudini; a longo tempore consueta, etiam si fuerint deteriora, insuetis minus turbare solent; opportet igitur etiam ad insolita se vertere.*

Gallien, son commentateur, s'exprime aussi positivement à ce sujet quoiqu'en d'autres termes : *consuetudo plurimum potest, repentina ab ea digressio non parum oblœdit corpora.*

Celse exprime la même opinion en disant : *quod enim contrà consuetudinem, nocet, seu molle, seu durum.*

Cœlius Aurelianus a parlé dans le même sens dans l'aphorisme que j'ai cité plus haut. Enfin Avicennes s'explique plus clairement encore au sujet de l'habitude qu'on détruit subitement : *consuetudo omnis sine gradatione oblata, nocet et offendit.*

Ainsi donc tous ces illustres fondateurs de la science

médicale avaient observé et étudié avec soin l'influence de l'habitude sur la vie et la santé de l'homme, et signalé les dangers qui pouvaient suivre sa brusque interruption ; ce sont ces dangers dont les suites sont si funestes à ceux qui s'y exposent sans les connaître et même sans s'en douter, que j'ai voulu démontrer dans ce mémoire; je l'ai fait comme médecin praticien, parce que je ne connais pas d'ouvrage moderne où ce sujet ait été traité sous le point de vue médical. La plupart des auteurs qui ont parlé de l'habitude ne font que répéter ce qu'en ont dit les anciens sur la nécessité de la respecter sans prescrire les moyens hygiéniques de la prévenir et sans indiquer ceux qu'on peut employer avec succès contre les accidents qui résultent de son interruption subite avant qu'ils soient arrivés au degré qui les rend incurables.

Mon but sera rempli si, par ce travail et les avertissements qu'il renferme, je parviens à conserver à la société des citoyens qui lui ont souvent été le plus utiles et qu'elle perd lorsque arrivés à la fortune ils veulent jouir d'un repos justement mérité par un long labeur et par l'accomplissement de tous les devoirs sociaux.

L'homme, dans l'état de nature, n'obéissant qu'à la loi de l'instinct conservateur, ne s'occupe qu'à se procurer les objets nécessaires à l'entretien de sa vie; dans l'état social sa condition n'est plus la même : l'occupation ou le travail n'a pas pour seul but de satisfaire aux simples besoins naturels; l'homme se sert du travail dans la proportion de ses facultés et de ses aptitudes, pour développer ses forces physiques et morales au profit de sa santé et de son intelligence, et pour arriver, s'il a du génie, à la fortune, à la réputation , aux dignités, et même à la gloire.

L'habitude exerce son empire sur le travail comme sur tous les autres actes de la vie ; c'est dans ce cas surtout qu'elle s'identifie si intimément avec l'existence qu'on peut dire , sans crainte d'être démenti , que de toutes les habitudes celle du travail longtemps continué est la plus refractaire, la plus difficile, la plus dangereuse à détruire. De cette observation bien constatée doit-on tirer la rigoureuse conséquence que l'homme ne peut plus abandonner les travaux auxquels il s'est livré pendant la plus grande partie de sa vie et qu'il est condamné à mourir à la peine s'il veut prolonger le plus possible sa laborieuse existence? je ne le pense pas, et je vais indiquer les moyens rationnels à l'aide desquels on peut , après de longs et utiles travaux , parvenir sans dangers au repos désiré par tous ceux qui arrivent à l'âge qui dissipe les illusions de la vie.

Mais avant de préciser ces moyens il me paraît nécessaire de rappeler ici sommairement que toutes les habitudes en général ont le même mode de formation ; qu'une impression exercée sur la sensibilité morale ou physique en est la première cause , et que c'est par la répétition graduelle et successive de l'acte qui a produit cette impression que l'habitude naît, croît, grandit et se constitue définitivement. C'est cette observation , bien constatée de la formation de l'habitude, qui doit conduire rationnellement à la connaissance des moyens à l'aide desquels on peut s'opposer à son développement , la corriger et la détruire même lorsqu'elle n'est pas trop ancienne (39). C'est ainsi qu'on lui oppose des actes contraires et meilleurs qui en impressionnant par degrés, et d'une manière successive la sensibilité, finissent avec le temps par annihiler les premières impressions, de telle sorte que l'habitude ancienne cède sa place à la nouvelle.

Tel est, comme je l'ai dit, le mécanisme de l'éducation pour corriger et anéantir les mauvaises habitudes et leur en substituer de meilleures.

Mais lorsque l'habitude est invétérée, elle s'est pour ainsi dire, identifiée avec la vie et oppose souvent une résistance invincible aux moyens rationnels que je viens d'indiquer. Si alors on veut par force et brusquement l'interrompre et la supprimer, il en résulte un trouble dans les fonctions, un désordre dans l'équilibre général qui va jusqu'à la destruction de l'individu, comme on l'a vu dans le tableau des accidents funestes, que j'ai tracé plus haut.

C'est la vérité de cette importante observation qu'il appartenait à la médecine pratique de démontrer en l'appliquant à la cessation subite de l'habitude d'un travail soutenu et prolongé pendant la plus grande partie de l'existence.

Ce qui m'a surtout étonné en traitant ce sujet qui n'a pas fixé l'attention des médecins modernes, c'est qu'un adage populaire a consacré cette remarque que l'homme qui abandonne subitement son état ou renonce tout-à-coup à ses affaires ne vit pas longtemps (40).

Ayant indiqué d'une manière générale les méthodes rationnelles à l'aide desquelles on peut prévenir et détruire même tous les genres d'habitude je me bornerai, dans ce chapitre, à préciser les moyens hygiéniques propres à garantir des effets funestes d'un changement subit dans les habitudes du travail, et même à remédier aux accidents qui les suivent presque immédiatement.

Il n'est, je crois, que deux moyens prophylactiques à opposer aux développements des accidents qui suivent presque toujours la cessation du travail longtemps prolongé. Le premier consiste à n'abandonner que d'une manière lente, insensible et progressive les occupations qui sont devenues une habitude de la vie, et le second, plus efficace peut-être, à les remplacer progressivement par d'autres travaux adaptés au goût et au penchant, dont l'exercice doit commencer longtemps avant d'abandonner les occupations accoutumées; de telle sorte qu'on remplace par une habitude nouvelle, insensiblement acquise, l'habitude ancienne qu'on se propose d'abandonner.

Ainsi donc les hommes qui quittent une profession ou un état qu'ils ont exercé pendant la plus grande partie de leur vie, et qui, arrivés à l'âge du repos, veulent jouir d'une fortune péniblement acquise et justement méritée, doivent s'y préparer quelques années à l'avance soit en diminuant successivement et par gradation leurs occupations, soit en en remettant une partie à ceux qui doivent leur succéder dans l'exercice de leur profession. Ce conseil est d'une facile exécution pour les hommes d'affaires, tels que les notaires, les avoués, les négociants, les agents de changes; pour les entrepreneurs de bâtiments, les chefs d'atelier et la nombreuse classe des industriels et des artisans de tout genre, parce qu'ils sont toujours les maîtres de conserver, soit une surveillance, soit une association avec ceux qui doivent les remplacer dans leurs charges ou dans leur profession.

Quant aux hommes qui exercent des arts libéraux tels que les avocats, les médecins et plusieurs autres, ce conseil est aussi pour eux d'une pratique facile, puisqu'ils peuvent à volonté ralentir leurs travaux par la réduction graduelle du nombre de leurs clients, en conservant toutefois ceux qui leur inspirent le plus d'intérêts ou qu'ils affectionnent le plus.

Il n'en est pas ainsi pour les hommes d'état, les administrateurs civils de tout genre, et les militaires surtout qui, après avoir consacré la plus grande partie de leur existence au service de la patrie, arrivent à l'âge fixé pour les retraites. Privés tout-à-coup de leurs travaux habituels ils tombent dans une oisiveté de corps et d'esprit qui leur devient promptement funeste ; c'est surtout à cette nombreuse classe d'hommes qu'est applicable le second moyen hygiénique que j'ai indiqué plus haut et qui consiste à substituer une occupation d'un autre genre à celle qu'ils abandonnent forcément. Mais ils doivent s'y préparer longtemps à l'avance et la choisir parmi celles qui ont le plus d'analogie avec la profession qu'ils exerçaient, et qui soit conforme à leur âge et à leur goût ; car s'ils attendent l'époque fatale de la retraite, l'ennui qui accompagne le désœuvrement leur permettra difficilement et peut-être même ne leur permettra plus de convertir en habitude nouvelle celle qui doit remplacer l'ancienne.

Mais lorsqu'on a négligé d'employer les moyens rationnels d'hygiène que je viens d'indiquer, et que les accidents dont j'ai tracé le tableau commencent à se manifester à la suite de la cessation subite de l'habitude du travail, la médecine peut encore y remédier si elle est consultée à temps et a propos. Que l'homme donc qui a quitté sa profession et qui s'aperçoit d'un commencement d'altération dans sa santé ne tarde pas à recourir aux conseils d'un médecin éclairé; d'après l'examen attentif et raisonné de sa situation, la direction de ses pensées et l'inquiétude de ses désirs, il ne tardera pas à reconnaître que la cause de son indisposition n'est autre que l'ennui, résultat de l'interruption subite de l'habitude du travail, et pour y remédier il lui prescrira de reprendre, si non en totalité, au moins en partie, l'occupation qu'il a abandonnée. Mais si, comme cela arrive souvent, ce conseil est inexécutable, il ne lui restera qu'une ressource, c'est de lui faire remplacer par un autre genre de travail celui auquel il se livrait. C'est par ce moyen que je suis parvenu plusieurs fois à ramener à un état normal de santé des industriels et des ouvriers menacés des accidents graves que j'ai signalés. Mais lorsque ces accidents se montrent avec toute la gravité qui les caractérise, quoique développés sous l'influence de la même cause, ils se présentent souvent sous la forme de maladies différentes, en raison de l'importance des organes affectés, de la nature de leur lésion et des complications qui les accompagnent. Sans entrer dans la description de ces nombreuses variétés de circonstances morbides, qui exigerait des détails dans lesquels les bornes de ce mémoire

ne permettent pas d'entrer, je vais rappeler sommairement les causes et le mode de formation de ces funestes
maladies, et préciser les indications générales qu'elles réclament pour leur traitement.

L'ennui est le premier effet moral qui succède à l'oisiveté, suite de l'interruption brusque d'un travail habituel; il réagit bientôt sur le physique déja impressionné
par la cessation d'une vie active; les organes ne dépen-
sant plus la somme des forces vitales dont ils avaient été
pourvus jusqu'alors, ne tardent pas à se fluxionner et à
devenir douloureux; ils s'engorgent ensuite par la stase
du sang et des humeurs qui les pénètrent, et c'est ainsi
que se préparent et se consomment ces maladies organiques contre lesquelles l'art de guérir a si peu de res-
sources lorsqu'elles sont confirmées et qu'une fièvre lente,
leur fâcheuse compagne, s'est déjà manifestée.

Rétablir et régulariser l'équilibre dans la distribution
des forces nerveuses et combattre en même temps les
fluxions organiques, commencées ou déjà établies, pour
prévenir les engorgements funestes qui les suivent, telles
sont les indications spéciales à remplir pour arrêter les
progrès de ces graves affections, et arriver lorsque cela
est possible à leur guérison complète.

Sans entrer dans l'énumération des nombreux moyens
thérapeutiques que la médecine a en son pouvoir pour
satisfaire à ces indications, je crois devoir faire observer
que les distractions morales variées, les exercices cor-
porels, le retour vers l'habitude abandonnée ou tout
autre qui a de la conformité avec elle, deviendront de
puissants auxiliaires de ces moyens.

CONCLUSIONS.

Ici se termine l'examen des questions que je me suis
proposé de traiter dans ce mémoire ; en les résumant je
crois pouvoir avancer que l'habitude n'est autre chose
qu'une disposition du corps et de l'âme acquise par des
actes réitérés ; que c'est à tort que des métaphysiciens
et des physiologistes ont regardé l'habitude comme la
vie elle-même, car la vie a précédé l'habitude, ce qui
prouve évidemment que cette dernière est un effet et non
une cause ; que le nom de *seconde nature* donné à l'habitude n'est pas plus exact, car l'habitude ne change
pas les lois essentielles et générales de la vie ; elle n'a
sur elle d'autres effets que de les altérer ou de les modifier dans leurs rapports et de les contrarier dans l'exercice de leurs fonctions ; que la disposition de l'homme
à l'imitation et celle de ses organes à la périodicité sont
les deux causes prédisposantes de l'habitude ; que les
impressions déterminées et répétées sur la sensibilité organique par les objets divers avec lesquels l'homme est
en rapport, en deviennent la cause efficiente ; qu'on doit
admettre deux espèces générales d'habitudes ; l'une instinctive, liée à l'essence même de l'organisation, indépendante de la volonté, nécessaire au maintien de la vie
et qu'on pourrait presque appeler *naturelle* ; l'autre,
communiquée ou accidentelle, formée par le libre arbitre, en raison des circonstances de lieux, d'usages,
de mœurs, de religion, d'état social ; que ces deux espèces d'habitude ont le même mode de formation ; qu'une
impression légère et souvent imperceptible sur la sensi-

bilité organique, en est la première origine; que l'acte qui l'a produite se renouvelant insensiblement, l'exercice répété de cet acte la développe, la forme et finit par l'identifier intimément avec le jeu de la vie physique et intellectuelle ; que de ces deux espèces d'habitudes l'instinctive est la plus rebelle et la plus difficile à détruire ; que l'éducation et les bonnes lois peuvent la modifier, la corriger même, en apparence, mais non l'anéantir ; tandis que l'accidentelle ou communiquée, dépendant du libre arbitre, lorsque surtout elle est récemment acquise, résiste rarement, dans la jeunesse, à l'éducation sagement dirigée, et dans l'âge mûr, à l'empire de la raison et d'une ferme volonté; que la méthode rationnelle la plus sûre d'interrompre l'habitude, lorsqu'elle commence, et même de la détruire lorsqu'elle est formée, est de lui opposer d'une manière lente, insensible et graduelle, des actes meilleurs et contraires à ceux qui l'engendreront, et qui viennent peu à peu prendre la place de ceux-ci ; de telle sorte qu'on fait cesser l'habitude par un procédé semblable à celui qui l'a fit naître; mais que si l'habitude est invétérée et identifiée avec la vie, en raison de son ancienneté, elle oppose le plus souvent une résistance invincible aux moyens que je viens de conseiller, et que si par force et brusquement on l'interrompt tout-à-fait il en résulte un désordre dans l'équilibre général de l'économie, qui ne tarde pas à altérer gravement et profondément le jeu des organes, et qui va jusqu'à la destruction de la vie si on n'oppose promptement à ces redoutables accidents la méthode de traitement que j'ai indiquée pour remédier à ceux qui

suivent la cessation subite du travail prolongé, méthode
également applicable à l'interruption brusque de toutes
les autres habitudes.

Je finis ce résumé en faisant observer que la multipli-
cité des habitudes et l'empire qu'elles exercent sur tous
les actes de la vie animale, étant évidemment un produit
du perfectionnement des sociétés humaines, plus ces sociétés feront des progrès et avanceront dans la voie de
la civilisation, plus elles enfanteront des habitudes nouvelles dont l'action sur l'organisation et la vitalité de
l'espèce humaine, en bien comme en mal, ne peut être
ni mesurée, ni prévue.

DES MALADIES DITES HABITUELLES.

Après avoir démontré la toute-puissance de l'habitude
sur les fonctions de la vie, je crois devoir compléter ce
travail en examinant le mode d'influence qu'elle exerce
sur les maladies qui dépendent du trouble et de l'irrégu-
larité de ces fonctions, les pathologistes n'étant pas d'ac-
cord sur celles qu'on doit désigner sous le nom de *maladies habituelles*.

Nous avons vu précédemment que la disposition naturelle de l'homme à l'imitation et celle de ses organes à
la périodicité devaient être considérées comme les deux
causes prédisposantes de presque toutes les habitudes, et
que la répétition des actes qui résultaient de ces deux dispositions en devenait la cause efficiente. Mais en examinant l'habitude dans ses rapports avec la pathologie, il
se présente une question qui me paraît offrir plus de dif-

ficulté qu'on ne serait porté à le croire au premier coup d'œil. Cette question a été traitée par plusieurs médecins d'un haut mérite, et n'en reste pas moins entourée d'une confusion dans les termes, qui ressemble assez, qu'on me passe l'expression, à une inextricable obscurité. Je ne sais si je serai plus heureux en cherchant à l'éclaircir. Avant de l'entreprendre je vais passer en revue, dans leur ordre de date, les explications qui sont venues à ma connaissance.

Voici la question :

Existe-il un ordre de maladies ou d'altérations organiques dont l'élément primitif naisse de l'habitude? Les maladies dites habituelles doivent-elles être placées dans cette case du cadre nosologique, ou bien doivent-elles rester dans celle des maladies chroniques, en admettant que l'habitude de les supporter et de s'accommoder à leur présence, modifie l'état normal de l'économie animale et devienne, en quelques circonstances, un élément nécessaire au maintien de son équilibre?

Le premier ouvrage dans lequel cette question a été traitée est une thèse imprimée dans la collection de celles qui ont été recueillies par l'illustre Stahl, et soutenues sous sa présidence; elle porte le nom de Chrétien Rhétius et la date de 1696. L'auteur, après avoir défini l'habitude, divise en deux classes les maladies qu'elle peut faire naître. Il place dans la première les maladies qui passent en coutume prolongée et deviennent familières aux malades, de telle sorte qu'on ne peut en obtenir la guérison; et dans la seconde celles dans lesquelles le trouble d'une fonction prédomine et n'est pas en rapport avec la

lésion organique qui manque quelquefois, et qui présentent
des retours prompts et fréquents. Il observe que les maladies, qui sont ou qui deviennent habituelles sous l'influence de l'habitude, ne subissent pas un changement
complet ; c'est seulement un certain mode qui, se sura-
joutant à leurs diverses formes, leur imprime une varia-
tion particulière dans leur durée et dans leur marche :
dans leur durée, lorsque par une opiniâtreté qui n'admet pas de répit, elles obsèdent les malades, et, devenues comme domiciliaires, elles lui font subir leur joug ;
dans leur marche, lorsqu'elles cessent de temps en temps,
quelquefois même pour un temps très-long et qu'à la
plus légère occasion elles reparaissent souvent en pro-
duisant un désordre grave qui épuise les forces du corps
et de l'esprit. D'après l'auteur toutes les maladies peuvent devenir habituelles, mais plus spécialement celles
qui tirent leur origine des sympathies et des antipathies
des femmes pendant la grossesse, et celles qui se transmettent par hérédité. Il résume sa théorie sur la patho-
génie de ces maladies, en disant que l'habitude dans ce
cas n'est autre qu'un mouvement vers une partie quelconque d'une matière nuisible ou incommode, soit immédiatement soit médiatement. A l'appui de cette théorie
il rapporte plusieurs observations qui me paraissent bien
peu concluantes. En parlant du pronostic de ces maladies, il recommande la plus grande circonspection et veut
qu'on se tienne surtout en garde contre leur guérison,
lors même qu'elle semble devoir être prochaine. Quant à
leur traitement, il fait observer qu'on ne peut rien entreprendre de direct, d'unique et d'immédiat contre le fond

même de la maladie, sans tenir compte en même temps de cette complication de l'habitude. Ainsi dans ces affections, on doit employer une méthode telle, que par une médication fréquente, répétée, continue, on introduise dans le traitement comme une accoutumance contraire. *Methodus etiam curationis ita applicari debet ut in eâdem frequenti, repetitâ, continuatâ medicatione quasi contraria assuetudo inducatur.* Il est facile de voir, par l'extrait de ce travail, qu'il est loin de remplir le but que l'auteur s'est proposé d'atteindre en le faisant.

Bordeu, dont le nom rappelle une des gloires de la célèbre école de Montpellier, dans son Traité des maladies chroniques, fait observer que beaucoup de ces maladies deviennent incurables sans être mortelles, parce que la vie peut s'habituer avec elles ; de là naissent des tempéraments immuables qui ont fréquemment lieu dans les longues maladies. Voulonne, dans son Mémoire sur la médecine agissante et expectante, en parlant des maladies chroniques devenues habituelles, émet une opinion plus confirmative encore que celle de Bordeu : beaucoup de ces maladies, dit-il, loin de fatiguer la nature dans ses principales fonctions, semblent les lui faciliter et deviennent même utiles et indispensables à la santé ; telles sont les éruptions cutanées apyrètes, un bon nombre d'écoulements habituels, les hémorrhoïdes, etc.

Le professeur Dumas, dans son beau travail sur les maladies chroniques, reconnaît aussi la puissance de l'habitude sur certaines maladies qu'elle dénature au point de les rendre réfractaires aux traitements les plus rationnels. « Les altérations vitales, dit cet auteur, se tour-

nent quelquefois en habitudes, et, par leur influence conti-
nuelle ou par leur répétition fréquente, elles jettent
dans l'organisation de si profondes racines qu'il est impossible de les corriger ; aussi l'influence de l'habitude est si
propre à les rendre incurables, que les meilleurs traitements ne peuvent dissiper ces maladies lorsqu'elles sont
devenues habituelles ; on a beau les combattre, on ne fait
que changer leur forme, leurs symptômes, leur siége ;
on les voit se cacher un moment et reparaître sous le
voile d'affections qui ont le moins de rapports avec elles,
preuve évidente de leur tenacité et de leur résistance. » Il
est bien démontré, d'après ce passage, que le professeur
Dumas regarde l'habitude non comme une cause immédiate mais comme un modificateur puissant de certaines
maladies, qui change leur mode d'existence et rend
souvent leur guérison impossible.

Le docteur Bérard, ce zélé et savant disciple de l'é-
cole de Montpellier, dont la perte prématurée a été si vivement sentie par tous les amis de la science, dans un
important travail sur les éléments des maladies, inséré
dans le Dictionnaire des sciences médicales, n'hésite pas
à considérer l'habitude comme une cause fréquente d'affections morbides et à établir une classe spéciale de maladies habituelles. Voici comment il s'exprime à ce sujet :
« Souvent une maladie quelconque, sa cause bien con-
nue étant certainement détruite, se prolonge indéfini-
ment par cela seul qu'elle a duré un certain temps :
cette force de l'habitude est si grande que si on arrête
brusquement et sans précautions une affection ancienne,
elle va s'établir dans d'autres organes sous la même ou

sous une autre forme. Dans ce cas l'affection est déterminée par l'habitude; celle-ci en est donc l'élément essentiel.
On reconnaît une maladie d'habitude par le temps qu'elle
a duré et surtout par l'absence ou la disparition des causes
capables de la produire. Toutes les maladies sont susceptibles de revêtir ce caractère, mais surtout les maladies
fluxionnaires, les affections nerveuses. Les personnes
délicates et faibles sont les plus sujettes à ce genre d'affection. Les maladies habituelles se terminent soit en
s'épuisant par le laps de temps, soit par les révolutions
des âges, soit principalement par d'autres maladies plus
graves ou plus légères, ainsi, des flux sanguins ou sé-
reux, des éruptions cutanées remplacent souvent des
maladies habituelles. L'art emploie à son tour avec succès les changements considérables de climat, de nour-
riture, de manière de vivre; l'exercice, les méthodes
perturbatrices, un cautère ou toute autre maladie habituelle, produisent souvent les plus heureux effets ; l'o-
pium combiné avec le quinquina arrête, à ce qu'on assure,
les maladies habituelles. » L'auteur termine cet article
par quelques réflexions sur l'habitude qu'il regarde
comme un fait général, une loi que l'on remarque dans
tous les phénomènes vivants et finit par conclure qu'il
ne peut exister de doute sur les maladies habituelles ;
que ces maladies sont fréquentes, que l'habitude seule en
est la cause immédiate, l'élément essentiel, celui contre
lequel il faut diriger le traitement; la maladie apparente
n'étant souvent que le symptôme de cette disposition
vicieuse qui seule la produit.

Aucun des auteurs que je viens de citer et dont j'ai

cru devoir consigner ici textuellement les opinions, n'ont, ainsi qu'on le voit, abordé la question que j'ai posée ; comme ils se sont bornés à énoncer d'une manière générale la part que l'habitude a dans la formation et la durée des maladies, on a pu conclure de ce qu'ils ont avancé que toutes les affections chroniques étaient des maladies formées et entretenues par l'habitude. Or, cette conclusion inadmissible dans les règles d'une saine logique conduirait, je ne crains pas de le dire, à de fâcheux résultats dans le traitement. Notre langue française manque souvent de mots propres à exprimer certaines différences de sens ; l'adjectif *habituel* quoique dérivé du substantif *habitude,* peut fort bien s'appliquer aux maladies chroniques sans que pour cela l'habitude ait en rien contribué à leur formation première, car il suffit que, nées sous l'influence d'une cause directe efficiente, elles se soient créé un domicile dans la constitution et qu'elles y habitent. Il n'en est pas moins arrivé que sur l'étiquette de cet adjectif on a jusqu'ici considéré les maladies dites habituelles comme des maladies d'habitude : *morbi quasi consuetudine formati.* Ce qui est vrai pour quelques-unes cesse de l'être pour le plus grand nombre, et cette différence mérite d'être observée quand il s'agit d'en donner le tableau nosologique , si on a à cœur d'éviter la confusion et si on veut faire cadrer la théorie physiologique sur la nature et les causes de l'affection morbide avec les méthodes rationnelles d'y remédier.

Qu'il existe des maladies dont l'habitude ou plutôt les habitudes vicieuses soient à la fois la cause éloignée et la cause prochaine , l'effet nécessaire et subsistant sans que ces habitudes continuent et même lorsqu'elles ont cessé, c'est ce que personne ne peut nier. Ces maladies sont même plus nombreuses qu'on ne le croit et leur gravité tient au caractère des habitudes qui les enfantent et aux troubles qu'elles portent dans les fonctions régulières de la vie organique.

Les unes exercent leur action sur les agents de la vie animale comme dans le strabisme, dans certaines incurvations du rachis et dans plusieurs tics de la face qui dépendent de l'action soutenue et répétée imprimée par l'habitude aux muscles d'un côté, tandis que leurs antagonistes restent dans l'inaction et perdent même leurs forces contractiles : je place dans le même ordre le ptyalisme, le crachottement, l'éructation, et une infinité d'autres affections vicieuses qui reconnaissent l'habitude, pour cause immédiate.

D'autres affectent la sensibilité, énervent le corps, paralysent les facultés de l'intellect et altèrent à la fois plusieurs appareils des fonctions en rompant l'équilibre de leurs rapports, tels sont les habitudes si funestes de l'onanisme, cause si fréquente du *tabes dorsalis;* de l'usage excessif du tabac d'où naissent les céphalées, les vertiges, les cardialgies ; de l'abus des boissons alcooliques sources de beaucoup d'affections organiques de l'estomac. Je mets aussi dans cette classe ces autres habitudes vicieuses qui exaltent la sensibilité naturelle au point de la pervertir, qui engendrent les passions factices sous l'empire capricieux de la mode; l'avidité avec laquelle certaines personnes s'accoutument à rechercher les jouissances des plaisirs épuisants et les émotions exagérées qui énervent l'âme et le corps, et d'autres les travaux de l'esprit qui dépassent les mesures des forces du cerveau. Je me borne à ces indications générales qui expriment par des exemples le sens précis de ma pensée.

Mais il est encore une sous-division qu'il importe de conserver en lui donnant une place à part : c'est celle des maladies dépendantes des habitudes spéciales de chaque profession, car nul doute que ces habitudes ne président souvent à la formation de certaines affections morbides, *sui generis* et n'en procurent le développement lent et progressif. Ramazimi en produit plusieurs exemples dans son traité *de morbis artificium*.

Dans le tableau que je viens de tracer, il n'est et ne peut être question de cet ordre de maladies que l'usage et les formes du langage qualifient le plus ordinairement du nom de maladies habituelles, en raison de leur persistance, de leur durée et plus encore de leur impatronisation dans l'organisme du malade, ordre qui rentre dans la classe générale des maladies chroniques (41). Dans cet ordre d'affections la cause déterminante est, comme je l'ai avancé plus haut, tout-à-fait indépendante d'une habitude quelconque mais la persistance et la durée des phénomènes qu'elles produisent, les lient en quelque sorte à l'empire forcé de l'habitude, aussi restent-elles habituelles, tant que les forces de la nature ou les secours rationnels de l'art, ne triomphent pas de la cause qui les a engendrées ; c'est ainsi que beaucoup d'affections lymphatiques, plusieurs névroses, l'épilepsie même durant depuis l'enfance se dissipent souvent à la révolution de la puberté par la seule puissance de la nature, tout comme des ulcères ou d'autres affections reconnaissant pour cause un virus spécifique, certains flux anormaux déterminés par la pléthore, les fièvres intermittentes même développées sous l'influence des miasmes marécageux, se maintiennent et vieillissent dans l'économie animale jusqu'au moment où l'art en attaquant et détruisant leur cause directe, parvient à les guérir. Prétendre avec le docteur Bérard que dans ces sortes d'affections la cause déterminante disparaît absorbée qu'elle est par la cause secondaire de l'habitude, ce serait tomber dans une erreur d'autant plus grave qu'elle dominerait les principes rationnels du traitement. Je ne veux cependant pas nier que dans le nombre des maladies devenues habituelles, il en est plusieurs qui sont inhérentes au [mode constitutionnel des tempéraments, et que la prévoyance conservatrice ne crée et n'entretient que pour garantir l'intégrité des fonctions organiques principales, à peu près comme dans le mécanisme d'une usine hydraulique, on place des contrepoids, l'on ouvre des déversoirs pour régulariser les mouvements et maintenir l'équilibre dans l'appareil des forces motrices. Je demande grâce pour cette comparaison peu physiologique sans doute, mais qui exprime bien ma pensée relativement aux phénomènes observés dans ce genre d'affections par Bordeu, Voulonne, Dumas et Raymond de Marseille.

J'ajouterai que toutes les maladies habituelles de longue durée modifient évidemment la constitution individuelle, et que le succès des traitements qu'on leur oppose exige qu'ils soient toujours combinés et conduits d'après cette considération.

De tout ce que j'ai avancé dans ce chapitre je crois pouvoir conclure que les maladies d'habitude diffèrent des maladies dites habituelles dans l'acception propre du mot *habituel*; les premières ayant pour élément, ou cause immédiate l'habitude qui dans les secondes n'est qu'une complication ou si l'on veut une adjonction à plusieurs genres d'affections morbides développées sous l'influence de causes tout-à-fait étrangères à l'habitude ; que cette différence bien tranchée exige qu'on divise en deux classes ces maladies confondues sous le même nom en appelant les premières *maladies d'habitude* et conservant aux secondes le nom de *maladies habituelles :* que cette division qui me paraît très-naturelle, est d'une importance majeure pour le traitement, puisque dans les maladies d'habitude on peut opérer la guérison en attaquant et faisant cesser l'habitude qui les engendra, tandis que dans les maladies dites habituelles on ne peut arriver au même but que par un traitement direct contre la cause qui les fit naître, avant que l'habitude devînt leur complication, ayant cependant toujours égard à cette complication qui a évidemment modifié et la maladie et la constitution individuelle.

En terminant ces conclusions je crois devoir faire observer qu'un bon ouvrage sur les maladies dont je viens de présenter un très-imparfait tableau manque à la science, et que le médecin qui ferait sur ce sujet un traité didactique rendrait un important service à l'humanité. L'ouvrage de Raymond de Marseille, et celui de Ramazzini seraient un point de départ bien choisi pour l'entreprendre : le premier ayant fait connaître la plupart des maladies habituelles qu'il est dangereux de guérir, et le second l'influence des arts et métiers pour la production d'un grand nombre de ces maladies. Si dans ces deux ouvrages la physiologie de leur époque n'est plus admissible dans la nôtre, les faits qu'ils renferment, judicieusement observés, et qui ne vieillissent jamais, pourraient servir de jalons et être utilisés dans ce travail qu'un médecin consommé dans la pratique peut seul bien exécuter.

NOTES.

N. 1.

Le système de Barthez, qui regarde le principe vital comme l'âme de la matière organisée vivante, indépendant de l'âme, pensante et agissant sans sa participation, puisqu'elle n'est pas soumise à la volonté, a beaucoup de rapport avec l'opinion de Bâcon.

N. 2.

C'est la vie de nutrition commune au règne végétal et au règne animal, qui s'approprie toutes les substances qui lui conviennent pour l'entretien, l'accroissement et même la recomposition des corps vivants ; ce qui fait qu'après un certain temps les éléments matériels du corps ne sont plus les mêmes parce qu'ils ont été renouvelés par l'action continue de cette vie organique. Cette opinion généralement admise vient d'être combattue par notre estimable confrère le docteur Gabillot de Lyon, dans un ouvrage publié en 1841, où il s'efforce de prouver que les molécules de nos organes et de nos tissus conservent l'essence et les propriétés qu'elles ont reçues avec la vie, et qu'elles ne peuvent ni ne doivent jamais changer.— Cette opinion est en contradiction évidente avec celle de Cuvier et de Chaussat, et avec les expériences faites récemment par M. Flourens.

N. 3.

On ne doit pas confondre le mot *consuetudo* avec le mot *habitus*, désignés tous les deux en français par celui d'*habitude*. Le second s'applique au corps d'un individu pour en exprimer le maintien, la démarche, les attitudes. En physique et en chimie, il signifie la composition des corps, et en médecine, la complexion, et même le tempérament des individus.

Le professeur Hallé définit l'habitude une manière d'être constante, déterminée par l'unité, l'uniformité et la persévérance des mêmes impressions et des mêmes actes.

Dans un ouvrage récemment publié, on trouve l'habitude définie « la disposition durable d'une certaine manière d'être que tout le corps ou seulement quelques unes de ses parties contractent, pour avoir éprouvé souvent une modification quelconque. » (*Traité de la science de l'homme*, par G. Gabet, 1842.)

N. 4.

« La coutume est une autre puissante et impérieuse maîtresse; elle empiète et usurpe cette puissance traîtreusement et violemment, car elle plante à la dérobée et comme insensiblement son autorité par un petit doux et humble commencement. L'ayant assis et établi par l'aide du temps, elle découvre puis un furieux et tyrannique visage contre lequel il n'y a plus de liberté ni de puissance de hausser seulement les yeux ; elle prend son autorité de la possession et de l'usage, elle grossit et s'anoblit en roulant comme des rivières ; il est dangereux de la ramener à sa naissance. » (Charron , *Traité de la sagesse*, liv. 2, page 224. Edition de 1525.)

N. 5.

Tout le monde sait que le physiologiste Wurtembergeois attribue les inclinations , les défauts , les qualités , les vices , les vertus à la prédominance de certains organes spéciaux dont il a placé le siége dans diverses parties de l'encéphale.

N. 6.

L'école de Sthal, en attribuant à l'action immédiate de l'âme immatérielle les mouvements fonctionnels des organes de la vie, a commis une erreur ; elle a donné l'exclusion à la force con-

servatrice des opérations des corps vivants qu'on observe dans
toutes les substances animées ; principe secondaire instinctif
qui existe dans l'homme avant l'apparition des facultés de l'âme
pensante, et doit être considéré comme une loi primordiale de
la nature organisée, ainsi que l'ont avancé la plupart des anciens
philosophes.

N. 7.

Galien rapporte l'observation curieuse d'un chevreau qu'on
mit au jour en ouvrant le ventre de sa mère , et qui sut très-
bien choisir le cytise parmi les aliments qu'on lui présenta.
Preuve évidente, s'il en fut, que l'instinct seul dirige les animaux suivant le plan tracé par le Créateur pour chaque espèce.

N. 8.

M. le docteur Sené de Marseille, dans une thèse inaugurale
sur l'habitude, soutenue à la faculté de Paris, en août 1812 et
dans un mémoire sur le même sujet lu peu de temps après à
l'Athénée médical , relève avec tous les égards dus aux talents de Bichat, l'erreur dans laquelle ce grand homme a été
entraîné , lorsqu'il a refusé à l'habitude toute influence sur
les phénomènes des fonctions nutritives. Comme on le voit,
je partage l'opinion de M. Sené , en déclarant que je ne la
connaissais pas , lorsque je m'occupais de la rédaction de ce
travail ; il était à l'impression quand le hasard a fait tomber
dans mes mains le volume de la bibliothèque médicale ,
où se trouve consigné l'extrait de la thèse et du mémoire de ce
savant confrère.

En traitant de l'habitude dans ces deux ouvrages , M. Sené
a eu pour unique but de démontrer sa puissance sur les maladies, en discutant avec beaucoup de talent les cinq proposi-
tions suivantes :

De l'influence de l'habitude : 1° sur l'efficacité des causes des
maladies. 2° Sur la reproduction des maladies et sur leur périodicité. 3° Sur le caractère des maladies , sur leur intensité
et sur leur durée. 4° Sur l'utilité de la connaissance des habitudes pour établir la valeur significative des phénomènes ob-

servés dans les maladies. 5° Enfin sur l'application des connaissances acquises sur les résultats de l'habitude au traitement des maladies.

En lisant cet intéressant travail, j'ai vu avec satisfaction que sur plusieurs points mon opinion et mes réflexions concordaient avec celles de cet estimable auteur.

N. 9.

D'après le rapport des voyageurs qui ont été témoins de cette pêche, les plongeurs s'accoutument par degré à rester dans la profondeur de la mer pendant un quart-d'heure, temps qui surprend les spectateurs et qui est nécessaire pour arracher les huîtres avec un instrument de fer et les ranger dans des paniers que l'on retire à l'aide de cordes, à un signal convenu.

N. 10.

Les anciens philosophes admettaient tous un principe de vie dans les plantes. Charles Bonnet en l'observant dans les végétaux en général, a reconnu qu'il imprimait un mouvement plus ou moins actif aux fluides et aux solides qui entrent dans leur composition : Barthez (Eléments de la science de l'homme) va plus loin, en attribuant à ce principe vital, non seulement des forces motrices, mais encore des forces sensitives par le moyen desquelles s'opèrent leur génération, leur nutrition, les mouvements de leur sève, les sécrétions de leurs humeurs ; mais cette vie particulière ne leur donne pas la conscience des perceptions qui n'appartient qu'à l'animal ; elle veille seulement à leur conservation, en leur faisant exécuter leurs fonctions diverses ; c'est par elle que les plantes, à l'aide de leurs racines et de leurs feuilles, s'approprient les sucs nourriciers de la terre et de l'athmosphère, auxquels elles doivent leur développement et leur croissance. Les végétaux ne jouissent donc évidemment que de la vie organique ou de nutrition.

N. 11.

Doit-on classer dans la catégorie des habitudes ces préoc-
cupations de l'esprit, ou plutôt de l'imagination qui, trom-
pées dans leur attente, produisent une telle perturbation dans
la série et l'ordre des pensées, qu'il devient impossible de les
lier méthodiquement dans le discours? Ce doute m'est sug-
géré par la singulière observation consignée dans la no-
tice historique du professeur Emmanuel Kant qui, dans
le siècle dernier, changea la face de la philosophie en
Allemagne. Pendant ses leçons, il avait les yeux habituellement fixés sur un de ses élèves, à l'habit duquel
il manquait un bouton ; il s'était tellement préoccupé de l'absence de ce bouton, que celui-ci ayant été replacé, il ne pouvait plus suivre le fil de son discours. Il manda l'élève chez
lui et le pria de faire ôter ce bouton, afin qu'il ne fût plus un
obstacle à l'ordre et à la série de ses pensées, dans ses leçons
publiques.

N. 12.

Le docteur Cerise, dans un ouvrage récemment publié (*Des
fonctions et des maladies nerveuses,* 1842, p. 378), se livre
à une série de raisonnements métaphysiques pour expliquer
que la sensibilité n'est point émoussée par l'habitude, et que
le mot même de sensibilité dans cette assertion, n'a qu'une
signification équivoque ; il veut qu'on lui substitue celui de
susceptibilité ou de surexcitabilité des appareils nerveux, et
ajoute qu'il ne faut pas confondre les faits de sensibilité nor-
male produits par les agents appropriés et naturels, avec ceux
de sensibilité anormale produits par des agents artificiels.
On ne peut voir en cela qu'une dispute de mots qui apprend
peu de chose, et ne prouve rien contre les faits.

Ces faits démontrent que la sensibilité de nos organes s'ha-
bitue à la douleur causée par la présence des corps irritants
mis en contact avec eux, puisqu'après un certain laps de
temps ils ne la ressentent plus, et qu'ils reprennent même
leur état normal, quoique toujours en rapport avec la cause

irritante. Mais un fait plus extraordinaire encore de l'habitude est celui des sensations agréables vicieusement répétées qui usent et anéantissent même la sensibilité de certains organes, et que la douleur peut seule réveiller et entretenir pour exciter encore ces sensations. Ce qui est démontré par l'observation monstrueuse rapportée par Chopart et Dessault, de ce pâtre enclin dès son bas âge à la masturbation, et qui, n'éprouvant plus de jouissances physiques par cette infâme pratique, parvint à se les rendre en incisant successivement le pénis jusqu'au scrotum, et par d'autres mutilations encore que je crois, par pudeur, devoir passer sous silence.

N. 13.

C'est surtout dans la pratique médicale des grandes villes qu'on peut faire cette remarque, parce que c'est là que l'hystérie et l'hypocondrie sont le plus fréquentes en raison du mauvais régime social qui s'y est introduit, et qui tend sans cesse à vicier profondément la sensibilité nerveuse de leurs habitants.

Parmi les nombreux exemples que je pourrais citer de la transmission de ces deux maladies, par le contact des personnes saines avec celles qui en sont affectées, je choisis les suivants:

Une jeune fille de la campagne, forte et bien portante, entra au service d'une de mes malades hystérique au suprême degré. Témoin de ses crises presque journalières, et victime de ses bizarres et nombreux caprices, elle ne conserva sa bonne santé que pendant quelques mois ; elle éprouva d'abord un dérangement dans les fonctions physiques, et bientôt après des spasmes épigastriques ; ses parents lui conseillèrent de changer de condition, et elle devint femme de chambre d'une autre dame qui, sans être nerveuse au même degré, avait aussi une sensibilité tres-viciée dont elle reçut encore les fâcheuses impressions. Après un séjour de quelques années auprès de cette dame, cette fille devint d'une pusillanimité extrême, et croyait avoir tous les maux qu'éprouvait sa maîtresse. Elle s'est mariée, elle a eu des enfants, mais n'en conserve pas moins sa susceptibilité nerveuse qui la rend presque toujours valétudinaire.

Un hypocondriaque dont les accès avaient beaucoup de rapports avec la vésanie, ne pouvant garder à son service aucun jeune domestique en raison de l'extrême bizarrerie de son caractère et de ses violents emportements, s'en procura un d'un âge mur, qui eut la patience et le courage de le servir pendant près de deux ans.

Constamment attaché à la personne de ce maître dont l'exigence et les fureurs étaient pour lui un supplice continuel, il perdit bientôt son caractère gai et devint suscessivement silencieux, morne, mélancolique et comme hébété. Il digérait mal, et me consulta souvent pour des accidents spasmodiques qui le déterminèrent enfin à abandonner une condition qui l'avait conduit à la perte de sa santé.

N. 14.

Cette disposition n'est peut-être qu'une véritable sympathie, on bâille en voyant bâiller, on rit en voyant rire; on pleure souvent en voyant répandre des larmes ; on éprouve quelquefois des nausées en voyant vomir.

Notre savant confrère, Ste-Marie de Lyon, dont les ouvrages jouissent de tant d'estime, et qui fut enlevé trop tôt à la science, dans les notes ajoutées à la traduction qu'il a donnée de la thèse de Roger, sur les effets de la musique, observe judicieusement qu'aucune de nos facultés n'est plus disposée que la voix, à l'imitation. Deux personnes, dit-il, qui vivent ensemble, finissent, sans s'en apercevoir, par être à l'unisson, et ce qui est plus étonnant, leurs voix acquièrent le même timbre.

Dans une note de l'ouvrage de Maine de Biran, sur l'habitude (p. 250), on trouve l'histoire curieuse d'un idiot qui, demeurant dans le voisinage d'une horloge, s'amusait à compter les coups chaque fois qu'elle sonnait ; l'horloge étant venue à se déranger, cet idiot ne continua pas moins à en remplir les fonctions, et à compter également les heures, en même nombre, et dans les mêmes intervalles. Cet exemple, ajoute l'auteur, est peut-être moins extraordinaire par la circonstance de l'idiotisme. Il est certain que la force de l'habitude est proportionnée à la limitation des facultés, ou au petit nombre d'impressions que nous recevons.

N. 15.

La périodicité qui consiste dans le retour alternatif des phénomènes naturels à des intervalles de temps réguliers ou irréguliers, peut être divisée en *régulière et irrégulière.*

C'est ainsi que sous les rapports de l'astronomie et de la météréologie, elle est toujours de la première espèce, parce qu'elle se produit à des intervalles de temps égaux ; mais en physiologie elle appartient à la seconde espèce, parce que les intervalles de temps dans lesquels elle se manifeste sont rarement égaux.

En médecine on peut définir la périodicité la disposition qu'ont certains de nos organes à manifester leur action fonctionnelle dans l'état de santé et de maladie par des retours à peu prés réglés, et à des époques déterminées qui varient cependant suivant les individus.

N. 16.

Rien de plus commun que de voir des avortements se répéter dans plusieurs grossesses successives, précisément à la même époque. Parmi un grand nombre de faits de ce genre que je pourrais citer, je me borne à rappeler celui d'une dame à laquelle j'ai donné mes soins en 1841 ; elle était accouchée à terme lors de sa première grossesse, depuis ce temps elle eut, au deuxième mois précis de la gestation, trois avortements successifs qui ne furent provoqués par aucun accident appréciable.

J'ai accouché plusieurs femmes qui ne portaient leurs enfants que jusqu'à la fin du septième mois.

Cette périodicité de l'utérus n'est pas moins remarquable dans l'état pathologique. J'ai connu une juive affectée d'une manie qui cessait lorsqu'elle devenait enceinte, et qui reparaissait peu de temps après l'accouchement.

Haller cite, d'après Gerbetzen, l'observation d'une dame de qualité sujette à des accès convulsifs périodiques que chaque grossesse faisait cesser, et qu'elle reprenait immédiatement lorsqu'elle était accouchée. Et d'après Lansoni, l'exemple contraire de son épouse qui devenait épileptique dès qu'elle avait conçu, et cessait de l'être après l'accouchement (*Mémoire sur les parties sensibles. t. II, p. 155*).

Tissot rapporte des faits semblables, d'après Fernel, Joakin et plusieurs autres observateurs, et il fait remarquer qu'en effet l'acte du mariage, la conception et l'accouchement, ont souvent déterminé des accès épileptiques. (Tissot, *Traité des maladies nerveuses.*)

Je termine ces observations par un fait non moins remarquable rapporté par Stahl, celui d'une femme dont les règles furent supprimées par une frayeur subite, ce qui détermina d'abord des accidents nerveux très-graves qui se changèrent ensuite en un vomissement habituel, l'apparition du flux menstruel le suspendait ou le faisait sensiblement diminuer, mais il reparaissait ensuite dans toute sa force dès que cet écoulement avait cessé.

N. 17.

« Avant Hippocrate l'exercice de la médecine n'était qu'un aveugle empirisme, devenu la propriété de quelques familles qui se contentaient de connaître et d'employer des remèdes que l'expérience leur avait démontrés propres à certaines maladies, sans raisonner sur la cause de ces maladies, ni sur l'action des remèdes, de manière que ces recettes passaient de père en fils comme par tradition manuelle et ne sortant pas des familles, il n'était pas nécessaire de rien écrire sur ce sujet. (Daniel le Clerc, *Hist. de la méd.*)

Ainsi des faits rassemblés sans ordre et sans méthode, expression plus ou moins fidèle de certains phénomènes ou caractères extérieurs des maladies, avec l'indication de formules et recettes qu'on avait employées pour les traiter, tel était alors l'art informe de guérir, si toutefois même on peut lui donner le nom d'art. Mais à la même époque les philosophes qui s'occupaient de l'étude du système général de la nature, s'appliquaient aussi à connaître l'homme et à rechercher les

causes des altérations qu'on observait souvent dans sa santé.
Il existait donc alors deux sectes qui, à l'insu l'une de l'autre,
s'occupaient de la médecine ; l'une empirique qui agissait,
l'autre systématique qui raisonnait. Hippocrate qui était de la
famille des Asclépiades ou descendants d'Esculape appartenait
à la première, ce qui ne l'empêcha pas cependant de se livrer à
l'étude de la philosophie ; lorsqu'il fut profondément imbu de
cette science, il eut la gloire de réunir les deux écoles en une
seule, en faisant entrer, comme il le dit lui-même, la philosophie dans la médecine et la médecine dans la philosophie ;
c'est ainsi que suivant l'expression heureuse de l'auteur du
Voyage d'Anacharsis, cet homme de génie, en éclairant l'expérience par le raisonnement et rectifiant la pratique par
la théorie, mit l'art de guérir sur la voie des progrès, et l'é-
leva rapidement à la dignité de la science. Il découvrit d'abord
que les maladies n'étaient que l'effet des altérations du principe qui animait tous les êtres vivants, et que la puissance ou
la force qui en était l'attribut et qui maintenait l'équilibre
et l'harmonie entre chaque partie de ces êtres, devait tendre
à les rétablir lorsqu'ils étaient troublés. Mais en observant l'action de ce principe conservateur de l'existence des
êtres vivants, il ne tarda pas à reconnaître que sa puissance
n'était pas toujours infaillible, et que pour parvenir à ses
fins elle aurait besoin d'être dirigée et quelquefois même maî-
trisée, lorsque ses efforts conservateurs deviendraient ou im-
puissants ou nuisibles. Il conçut et sentit alors la nécessité
d'une intelligence auxiliaire qui en observerait la marche et
en règlerait les mouvements. Telle fut l'origine de la science
médicale, et telles sont les fondements sur lesquels repose la
doctrine philosophique du vieillard de Cos, confirmée par ses
immortelles observations cliniques ; telle est, enfin, cette médecine dogmatique qui, reposant sur les faits et les raisonnements, repousse victorieusement les théories systématiques, et
à laquelle de nos jours tous les bons esprits se rallient.

Hippocrate ne se borna pas à la démonstration de cette
force qui, dans l'état de santé, dirige et harmonise toutes les
fonctions animales, et qui, dans les maladies, tend sans cesse

à rétablir l'ordre naturel , en développant une succession de mouvements extraordinaires propres à détruire le principe morbifique ; il en étudia avec soin tous les phénomènes observables , et cette étude lui fit reconnaître que cette force était une loi qui fixe l'existence et les attributs de tous les êtres vivants , qui est un partie intégrante, ou plutôt une propriété de leur organisation, agissant sans cesse pour la conserver et résistant conséquemment aux maladies et à la mort qui tendent à la détruire.

La force résultant de cette loi physiologique fut appelée par lui et par ses adeptes *nature* ou force médicatrice. C'est dans les maladies aiguës surtout que son génie observateur constata et démontra l'énergie de cette force, luttant contre le principe morbifique qui avait troublé l'harmonie vitale, parvenant à l'élaborer en modifiant sa nature et le convertissant ainsi en une humeur homogène, douce, consistante qu'elle dirigeait vers les conduits excréteurs pour en débarrasser l'économie animale et rétablir ainsi l'ordre naturel dans les mouvements de la vie. En continuant ses observations, il reconnut que cette opération avait des temps ou périodes d'action et de repos, et que comme la vie elle-même, les maladies qui n'en n'étaient qu'une altération avaient leur commencement, leur accroissement, leur état, leur décroissement et leur fin ; que chacune de ces époques ou périodes étaient marquées par des phénomènes ou symptômes qui pouvaient être perçus par le médecin , et qui devenaient son guide dans le traitement des maladies, et dans le jugement qu'il devait en porter ; enfin, que le principe morbifique que la force médicatrice devait élaborer et éliminer du corps, se présentait sous deux états distincts qu'ils désigna, l'un sous le nom de crudité, et l'autre sous celui de coction. Le premier s'observant dans le commencement des maladies , et le second sur leur fin , et en devenant la terminaison. C'est d'après ces judicieuses remarques fondées sur de nombreuses observations cliniques qu'Hippocrate établit sa sublime doctrine des jours indicateurs et des jours critiques admise par tous les bons médecins , et que l'ignorance ou la mauvaise foi peuvent seuls contester. Si de nos jours la coction et les crises s'observent moins souvent que du temps du vieillard de Cos, il faut l'attribuer à une pratique intempestivement agissante qui, ne respectant pas les salutaires efforts de la nature chargés d'opérer la solution des maladies, donne si souvent lieu à ces recrudescences ou récidives qui préparent de nouveaux accidents aigus ou des maladies chroniques interminables, par l'oubli de cette maxime du fondateur de la science médicale: *Medicus minister, et non magister naturæ.*

N. 18.

Van Helmont regardait l'estomac comme un organe doué d'une vie toute particulière qui, de même qu'un animal, goûte, flaire, et a divers appétits ainsi que des goûts qui sont quelquefois tels qu'un homme aimerait mieux mourir que d'avaler une seule bouchée d'un aliment que son estomac abhorre. (Citation de Bordeu, *plan d'un ouvrage sur les maladies chroniques*, p. 107.)

Le régime alimentaire est soumis au sens de l'estomac qui varie suivant les constitutions, les tempéraments, les idiosyncrasies, l'état pathologique et beaucoup d'autres circonstances que l'expérience seule peut faire apprécier. De sorte, comme le dit Tourtelle, qu'en cette matière on ne peut établir que des règles générales, car il y a un grand nombre d'exceptions à faire, non seulement par rapport aux divers états dans lesquels se trouvent les systèmes, mais encore par rapport à l'habitude qui rend quelquefois nécessaire l'usage des aliments moins salubres, ainsi que l'avait déjà remarqué Hippocrate. *(Aphorisme 38, sect. 2.)*

Chez les gourmands et les buveurs qui mangent et boivent beaucoup plus que les besoins ne le comportent, l'estomac habitué à une distension très-grande, s'est créé ainsi un besoin qui n'est qu'une habitude. Il en est de même du priseur qui prend à chaque instant du tabac, et qui est très-contrarié s'il a oublié sa tabatière. Ce besoin n'est pas réel, ce n'est qu'une habitude.

L'heure à laquelle on prend ses repas, réglée par l'habitude, devient un besoin impérieux; dès qu'elle arrive on éprouve un malaise de l'estomac qui vous force à prendre des aliments.

N. 19.

On sait que ce poison si dangereux, employé d'abord à très-petites doses et augmenté graduellement, est devenu pour la médecine le plus puissant et le plus sûr moyen de calmer les plus intolérables douleurs. La connaissance des effets de l'habitude sur la sensibilité organique de l'estomac guida sans doute les médecins dans l'emploi de ce poison, comme dans celui des autres substances délétères à l'aide desquelles elle parvient à guérir des maladies rebelles aux traitements ordinaires.

N. 20.

Un auteur moderne, dont les essais firent sensation dans le monde littéraire, il y a quelques années, a avancé que rien n'était plus doux que l'habitude, et que la nature l'a placée en nous comme une source de bonheur qui semble répondre à l'immutabilité des lois divines. Il condamne en conséquence le conseil donné par des gens qui se croient sages de ne s'habituer à rien, parce qu'on se prépare bien des regrets en se livrant aux mêmes penchants ; car c'est, dit-il, une prudence bien anticipée que celle qui nous porte à nous priver de mille choses aimables et commodes, dans la crainte de les perdre. (*Œuvres diverses du vicomte de Ségur*, pag. 15; Paris, 1819.) Cette opinion, puisée dans les doctrines d'Épicure et bien propre à séduire et à égarer la jeunesse, est tellement en contradiction avec les notions les plus saines de la philosophie morale [et l'expérience journalière, que le talent de l'écrivain n'a pu couvrir la faiblesse des raisonnements dont il l'étaie. Après les avoir lus on n'en reste pas moins convaincu que la meilleure des habitudes consiste à ne se laisser asservir par aucune habitude.

N. 21.

Il est reconnu que l'habitude peut modérer et détruire même jusqu'à un certain point les effets des miasmes et de la contagion ; car le corps s'accoutume à toutes les impressions auxquelles il est longtemps exposé et devient même par là capable de résister à celles qui tendent le plus directement à lui nuire : c'est ainsi que ceux qui vivent habituellement dans les prisons et les hôpitaux gagnent moins facilement les fièvres qui y règnent que ceux qui n'y ont jamais demeuré ; c'est par la même raison que la fièvre jaune des Indes occidentales, qui est si funeste aux européens, n'affecte que rarement ceux qui y sont nés. En général les maladies contagieuses sont beaucoup moins dangereuses dans les pays où elles sont endémiques, que dans ceux où elles sont apportées par quelque accident. Il est très-rare que la peste fasse à Constantinople autant de ravages qu'elle en a faits dans le siècle dernier à Marseille, à Messine, à Moscou. La variole, qui parmi nous enlève un malade sur trente et souvent beaucoup moins, a quelquefois emporté les deux tiers ou les trois quarts des habitants des pays où les européens ont porté la contagion. La violence des épidémies, lorsqu'elles commencent à se manifester, est non seulement l'effet de la contagion qui est alors plus active, mais même du défaut d'habitude; l'on pourrait peut-être rendre raison de ce que certaines épidémies et plusieurs maladies éruptives n'attaquent qu'une seule fois la même personne, en disant que l'habitude rend le corps insensible à la contagion et aux miasmes. Il y a, il est vrai, des personnes que la même épidémie attaque deux fois, mais cela est très-rare et il n'est pas possible d'en rendre raison. (*Causes éloignées de la fièvre. — Médecine prat. de Cullen, traduction de Bosquillon, pag. 77 et 78.)*

Suivant le professeur Hallé, l'air a une grande influence sur notre organisation ainsi que les climats, et l'homme a d'autant plus de peine à en changer qu'il y est habitué depuis longtemps, et qu'il a mis plus d'uniformité dans la manière d'être impressionné par les objets. L'influence de l'air natal est la plus forte de toutes, et elle l'est d'autant plus qu'on y a été soumis plus longtemps. Il est remarquable que ce sont les habitants exposés aux influences atmosphériques les plus rigoureuses et par conséquent les plus tranchées, qui ont plus de peine à changer de climat et qui sont le plus fréquemment attaqués de ce qu'on appelle *maladie du pays*.

N. 22.

Maine de Biran, dans un mémoire intitulé: *De l'influence de l'habitude sur la faculté de penser*, avance que la production des idées n'est qu'un résultat ou une suite de l'activité des impressions; sans cette activité qui leur est inhérente et sans la mobilité des organes qu'elles intéressent ou avec lesquels elles sont en rapport, en un mot sans détermination motrice originaire, il n'y a ni réminiscence, ni idée. J'avoue que je ne comprends guère ni le sens, ni la portée de cette assertion, à moins d'y voir une déduction favorable au matérialisme.

N. 23.

Tout le monde sait que les cuisiniers s'accoutument à manier sans crainte et sans douleur des charbons ardents; que les ouvriers employés dans les forges de fer marchent impunément sur ce métal brûlant et y impriment leurs pieds au moment où ce métal fluide se solidifie par le refroidissement.

On lit dans la Physiologie de Richerand l'histoire de ce jeune espagnol qui fit tant de bruit à Paris, où le public le regardait comme invulnérable à l'action du feu; il s'était tellement familiarisé avec elle que non seulement il apposait sur la plante de ses pieds et la paume de ses mains un fer rougi et incandescent et même de l'huile bouillante, mais qu'encore il promenait sur sa langue une spatule rougie à blanc. Richerand observe avec raison qu'il ne faut pas croire avec le public que cet homme fût incombustible; cette espèce d'incombustibilité n'était qu'une preuve nouvelle des effets de l'habitude sur nos organes, car il ne présentait aucune exception dans les lois communes de l'économie animale; on sait que cet espagnol se durcissait la peau avec de l'acide sulfurique étendu d'eau.

Un fait non moins extraordinaire peut-être est celui rapporté par MM. Duhamel et Dutillet, qui, envoyés à Rochefoucault dans l'Angoumois, pour observer une maladie des grains, virent avec étonnement plusieurs jeunes filles soutenir sans incommodité, pendant dix minutes, la chaleur d'un four où l'on faisait cuire de la viande: ils voulurent s'assurer du degré de cette chaleur en employant à cet effet le thermomètre à mercure de Reaumur, qui donne 85 degrés pour la chaleur de l'eau bouillante ; ils constatèrent que la chaleur à laquelle ces filles osaient s'exposer, était de 112 degrés, et apprirent d'elles que par le moyen de l'habitude elles étaient parvenues à soutenir cette atmosphère, dangereuse pour tout autre, tranquillement et sans en éprouver aucune mauvaise suite, et qu'elles étaient souvent obligées de s'exposer à une chaleur semblable. (Voir *Supplément au Traité de la conservation des grains*, par Duhamel, et *Traité du degré de chaleur extraordinaire auquel les hommes et les animaux résistent*, par Dutillet.)

N. 24.

On lit dans Bordeu *(Analyse du sang)* : « Tous les médecins, depuis Hippocrate ont appris à calculer ou à classer dans leur mémoire les odeurs propres à leur faire asseoir un jugement convenable sur le diagnostic et le pronostic des maladies. La dyssenterie, la petite vérole, la nature des excréments, le pus des abcès longtemps croupi dans les poumons, les accidents des femmes en couche, tout cela se connaît et se distingue par l'odeur. Les médecins seraient encore mieux instruits sur cette partie si leur odorat était mieux exercé, et moins usé par des odeurs étrangères à leur sujet.

Tous les excréments, de quelque nature qu'ils soient, qui sortent du corps de l'homme, fournissaient aussi à Hippocrate des signes sur lesquels il comptait beaucoup. Il ne faisait point de difficulté d'examiner l'urine, la matière fécale, les vents, la sueur, les crachats, la salive, la morve, les larmes, le cérumen des oreilles, le pus des ulcères, etc., comme des choses d'où il tirait les signes les plus certains de la disposition des humeurs. (Leclerc, *Hist. de la méd.*)

N. 25,

Suivant Maine de Biran (ouvrage cité), le tact est le premier des instruments d'analyse, et tous ses avantages dépendent évidemment de la construction de la main , de la mobilité de ses parties et de la nature même de leur sensibilité. C'est ce sens susceptible de mouvements , d'impressions si nettes , si détaillées, si persistantes, qui ouvre la carrière à l'intelligence, et lui fournit ses plus solides matériaux ; aussi a-t-on dit que toutes nos sensations ne sont qu'une espèce de toucher; ce qui est vrai si l'on n'a égard qu'à la fonction sensitive et passive ; mais sous le rapport de l'activité du mouvement, aucun autre organe ne supporte le paralèle.

Ganibasius, appelé encore Jean Gonelli, fut un habile sculpteur qui perdit la vue à l'âge de 20 ans ; on le surnomma l'aveugle de Combassi, du nom de sa patrie, lieu proche de Volterre dans la Toscane; cet accident ne l'empêcha pas d'exercer la scuplture, il faisait des portraits en terre cuite qu'il conduisait à la pefection par le seul sentiment du tact. Il fit plus, il essaya de faire de la même manière des portraits , et parvint à en exécuter de très-ressemblants,tels que ceux du pape Urbin VIII , et de Côme 1er, duc de Toscane; on en a vu plusieurs en France.

Saunderson ne fut pas moins étonnant que Ganibasius. Né dans la province d'Yorck en 1682, il perdit totalement la vue à l'âge d'un an, par la petite vérole. Cet accident ne l'empêcha pas de faire de très-bonnes études , et de pénétrer très-avant dans toute la profondeur des mathématiques. Le jeune géomètre s'étant rendu à Cambridge y expliqua les œuvres de Newton, ses principes mathématiques de philosophie naturelle , son arithmétique universelle, et même ses ouvrages sur la lumière et les couleurs. En 1711 il obtint la chaire de mathématiques à cette université de Cambridge, et fut nommé membre de la société royale de Londres en 1739. Il avait le tact si fin qu'il discernait et montrait avec une exactitude surprenante la plus légère rudesse dans les surfaces et dans les ouvrages les plus travaillé le moindre défaut de poli.

Ce fut lui qui, dans les médailliers de l'université de Cambridge distingua les médailles romaines véritablement anciennes. On a de lui des Eléments d'algèbre en 2 vol. in-4° (*Dict. bibliog.* de Chaudon et de Landine.)

N. 26.

Toute passion est une espèce de culte superstitieux rendu à un objet fantastique, ou qui dans sa réalité même sort du domaine de la faculté persceptive, pour passer tout entier dans celui de l'imagination (Maine de Biran, *Mémoire sur l'influence de l'habitude.*)

N. 27.

Montaigne partage cette opinion lorsqu'il dit : Les loix de la conscience, que nous croyons naître de la nature, naissent de la coutume; chacun ayant en vénération interne les opinions et les mœurs approuvées et reçues autour de lui, ne peut s'en défendre sans remords, ni s'y appliquer sans applaudissement. (*Essais de Montaigne*, liv. 1er, ch. 2.)

N. 28.

L'histoire nous apprend que les Athéniens irrités de l'offense que Zopire faisait à ce sage, étaient prêts à le lapider : Arrêtez, leur dit Socrate, j'ai vraiment le germe de toutes ces passions, la raison seule en a suspendu les effets.

N. 29.

Sans culture morale, l'homme est sans cesse en contradiction avec sa propre nature, tandis qu'elle seule le rend parfait, même sous le point de vue purement physique.

La perfection physique et la perfection morale sont aussi étroitement unies que le corps et l'âme; elles viennent des mêmes sources et se confondent ensemble; c'est leur réunion qui produit pour résultat la perfection de la nature humaine. (Huffeland, *Macrobiotique*, traduction de Jourdan.)

N. 30.

Il y a une certaine malignité de naissance que rien ne peut corriger ; ce qui naît avec nous peut s'adoucir et non se détruire. (De Serviez, *Histoire des impératrices Romaines.*)

N. 31.

Les passions sont le véritable aliment de l'âme; sans elles l'homme tomberait dans un état d'apathie, d'indolence, d'insensibilité qui le laisserait sans action , sans ressort, sans existence morale. Tout consiste à les rendre bonnes lorsqu'elles sont encore indifférentes au bien ou au mal. (Vernier, *Traité du caractère des passions.*)

N. 32.

Plutarque à ce sujet s'exprime ainsi : « Les mœurs et conditions sont qualités qui s'impriment par longs traits du temps; et qui dira que les vertus morales s'acquièrent aussi par accoutumance , à mon avis il ne fourvoyera pas. (*Traité comme il faut élever les enfants.*)

Montaigne dans ses Essais , liv. 1ᵉʳ, chap. 22, dit dans son stile naïf, mais plein de sens et de vérité : « Je crois que nos plus grands vices prennent leur pli dès notre plus tendre enfance; que notre principal gouvernement est entre les mains des nourrices. C'est passe temps aux mères de voir un enfant tordre le cou à un poulet, et s'esbattre à blesser un chien ou un chat, et tel père est si sot que de prendre à bonne augure d'une âme martiale quand il voit son fils gourmer injustement un paysan ou un laquais qui ne se défend point, et gentillesse quand il le voit affiner son compagnon par quelque malicieuse déloyauté et tromperie. Ce sont cependant les vrais semences et racines de la cruauté, de la tyrannie, de la trahison, elles germent après gaillardement, et profitent en force entre les mains de la coutume. (*Essais de Montaigne.*)

N. 33.

On peut dire, en effet, que chez les vieillards les fonctions doivent la plus grande partie de leur régularité à l'habitude, parce que à cette époque de la vie la sensibilité morale et physique diminuant chaque jour, la vie ne semble s'entretenir que par l'habitude, ce qui peut expliquer sa tenacité à cet âge.

· N. 34.

· Ceux qui croient à l'influence des climats sur l'habitude, disent avoir observé que les hommes qui vivent dans les régions placées sous l'équateur et les tropiques, conservent les habitudes acquises et sont peu disposés à en contracter de nouvelles, comme on le remarque dans l'Inde et dans la Chine où les mêmes mœurs et les mêmes coutumes persévèrent depuis des siècles, et que par un contraste fort singulier les habitants des régions les plus septentrionales, comme les Lapons, les Norwégiens, et tous ceux qui vivent sur des montagnes fort élevées et glaciales, sont également fixes dans leurs habitudes, et ne peuvent s'accoutumer dans des pays plus doux où ils deviennent nostalgiques ; tandisque les habitants des zones tempérées de l'Europe, variables dans leurs habitudes, deviennent cosmopolites et changent aussi avec facilité de mœurs, de politique, et même de religion.

N. 35.

« Considérons à travers de quels nuages et comme à taston on nous mène à la connaissance de la pluspart de choses qui nous sont entre mains ; certes, nous trouverons que c'est plustôt accoutumance que science qui nous en ôte l'estrangeté. (*Essais de Montaigne*, liv. 1ᵉʳ, page 147.)

« C'est à la coustume de donner forme à notre vie, telle qu'il lui plaît ; elle peut tout en cela, c'est là le breuvage de Circé qui diversifie nostre nature comme bon lui semble. (*Montaigne,* liv. 3, page 1091.)

N. 36.

On doit donc admettre, d'après l'expérience, qu'il est certaines habitudes qui peuvent devenir favorables à la santé et
utiles aux mœurs, puisqu'on s'en sert pour corriger soit des
vices physiques, soit des dispositions morales défectueuses.

Zimmermann, dans son Traité de l'expérience en médecine,
tome 3, page 367, place l'habitude au nombre des forces que
la nature peut opposer d'elle-même aux causes nuisibles à la
santé, et pour prouver ce qu'il avance il rapporte un grand
nombre de faits tirés des habitudes morales et physiques; il
cite Aristote qui regardait la santé comme le résultat d'une
habitude à la *médiocrité*, et Platon qui conseillait à ceux qui
voulaient toujours se bien porter, de ne jamais exercer ni
l'âme sans le corps, ni le corps sans que l'âme n'eût quelque
rapport aux exercices, afin que le concours de l'un et de l'autre
y maintînt toujours l'équilibre. C'était dans le même but que
Boerhaave recommandait à ses disciples de varier leurs occupations, afin de maintenir l'équilibre dans les facultés intellectuelles et corporelles.

Zimmermann se conforma au précepte de son maître; il dit
que sa santé s'en trouva bien, mais il se plaint de ce que la
jalousie s'en fit une arme pour contester et même pour nier
l'étendue et la portée de ses connaissances médicales. Cette
arme est encore en usage contre les médecins qui cultivent les
lettres pour se délasser de temps en temps de leurs études
sévères et de leurs pénibles occupations. Disons cependant que
cette arme ne tarde pas à s'émousser et que l'opinion publique
en fait justice; à l'œuvre on reconnaît l'ouvrier. (Zimmermann,
Traité de l'expérience, tome 3, page 367, édition de 1797.)

N. 37.

On conçoit aisément que dans chaque profession, ceux qui
s'y consacrent acquièrent une certaine habitude de sensations
et de mouvements dont les effets doivent établir des courants
particuliers d'oscillations nerveuses dans l'organisme, qui

deviennent des causes nécessaires du jeu de l'économie animale. Il est donc essentiel pour la santé de les entretenir, et ils ne peuvent être entretenus que par les impressions qui les ont formés. Si donc on veut s'y soustraire brusquement, leur manière particulière d'exister étant tout-à-coup anéantie, toutes les fonctions de la vie organique sont troublées, et de ce trouble résulte nécessairement une altération profonde de la santé qui ne tarde pas à porter une atteinte funeste à la vie.

N. 38.

Plutarque dans ses *Œuvres morales*, traduction d'Amiot, tom. 8, pag. 6, recommande expressément d'après Platon de surveiller les nourrices pour les empêcher de conter indifféremment toute sorte de fables aux petits enfants, de peur que leur âme ne s'abreuve à cet âge tendre de folies et de mauvaises opinions, et de faire un bon choix de ceux qui doivent vivre et s'élever avec eux; qu'ils soient grecs de nation, qu'ils aient la langue bien déliée pour bien prononcer, de peur que s'ils fréquentent des enfants barbares de langue, ou vicieux de mœurs, ils ne retiennent quelques taches de leurs vices; car les vieux proverbes ne parlent pas sans raison quand ils disent : *Si tu converses avec un boiteux tu apprendras à clocher.* Il conseille aussi, d'après le même philosophe, de choisir de bons précepteurs aux jeunes gens, *car la source, remarque-t-il, de toute bonté et prud'homie est d'avoir été de jeunesse bien instruit, et ne plus ne moins que les bons jardiniers fichant des pans auprès des jeunes plantes pour les tenir droicts, aussi les sages maistres plantent de bons avertissements, de bons préceptes à l'entour des jeunes gens afin que leurs mœurs se dressent à la vertu.*

N. 39.

Les habitudes naissantes sont comme des ruisseaux faciles à détourner à leur source, mais qui bientôt accrus dans leur cours, ne tardent pas à former des torrents insurmontables. (Sanial Dubay, *Pensées sur l'homme*).

N. 40.

Je ne crois pas qu'on puisse opposer à la justesse de la remarque qui a fondé cet adage, l'exemple assez commun dans la société de jeunes gens et même d'adultes, qui par inconstance ou par dégoût renoncent à une profession ou à un état pour en prendre un autre; chez eux l'habitude du travail n'est point interrompue mais remplacée par une autre qui occupe également leur corps et leur esprit, et d'ailleurs la première habitude n'a pas eu le temps de pousser dans l'organisation, ces racines profondes qui l'identifient avec la vie, comme cela a lieu chez ceux qui durant la plus grande partie de leur existence n'ont eu qu'une même habitude de travail.

N. 41.

C'est une erreur de croire que toutes les maladies de longue durée sont des maladies chroniques, car le premier des observateurs, Hippocrate a décrit des maladies qu'il classe parmi les aiguës dont le cours a été de 80 et même de 120 jours. Physiologiquement parlant, tant qu'une maladie réagit sympathiquement sur tout l'organisme, on doit la considérer comme aiguë, parce que les efforts de tous les organes, ou, ce qui est la même chose, la puissance vitale tend sans cesse à la détruire. Mais la maladie s'isole-t-elle de la sensibilité générale en bornant son action sur l'organe qui a été son siège primitif, elle se localise et n'a plus alors de réaction ou une réaction si faible sur les autres organes, que leurs fonctions peuvent s'exécuter sans trouble pour l'entretien de la vie, l'organe affecté s'étant pour ainsi dire séparé des lois générales qui la régissent. Telle est la distinction importante et vraiment médicale à établir entre les affections aiguës et les affections chroniques; c'est surtout de ces dernières que l'habitude devient non une cause mais une complication, en raison de la longue et fréquente répétition de leurs actes qui leur imprime ainsi le cachet de l'habitude.

www.ingramcontent.com/pod-product-compliance
Ingram Content Group UK Ltd.
Pitfield, Milton Keynes, MK11 3LW, UK
UKHW022246120726
13694UKWH00003B/985